外国人診療で困る コトバとおカネの問題

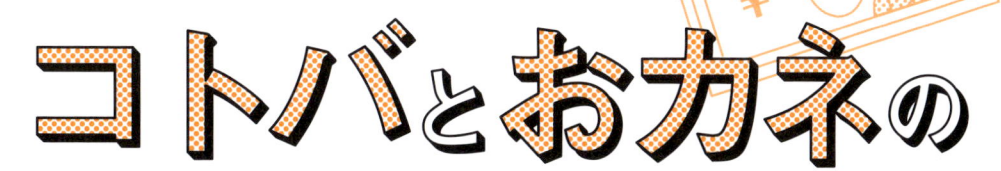

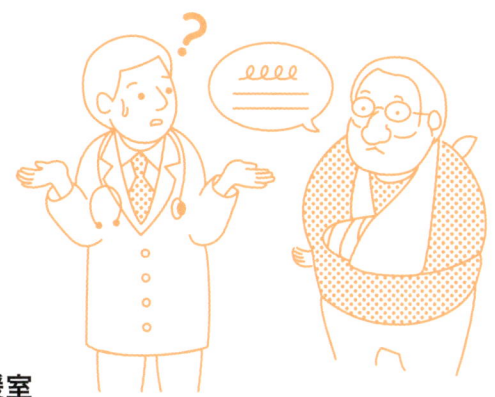

増井 伸高／著
札幌東徳洲会病院 救急科・国際医療支援室

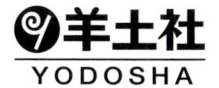
羊土社
YODOSHA

はじめに

◎**突然，来院した外国人患者の対応法を手っ取り早く確認したい**

◎**外国人の外来・入院患者が増えており何を準備すればよいか知りたい**

　本書はそんな悩みをもつ医師・看護師，さらには医療事務員や病院管理者におすすめの虎の巻です．外国人医療の場で必ず起こる問題とその解決方法をすべて記載しました．

《 外国人医療問題の大部分が「コトバ」と「おカネ」の問題 》

　外国人医療と聞けば「渡航医学」や「文化・風習」という課題をイメージする方もいるかもしれません．しかしこれらはコトバとおカネの問題を解決した後に着手すべき課題です．厚生労働省の調査によると外国人患者対応で多くの医療機関が最も困っているのが「言語や意思疎通の問題（84.5 ％）」で2番目が「未収金や訴訟などのリスク（63.9 ％）」です（⇒巻末文献-厚1，p36）．

　コトバの壁は医師や看護師，メディカルスタッフから医療事務員まで全職員にとっての課題．そのため解決すべき最重要項目となります．

　そしてコトバが通じた次に外国人医療の課題となるのがおカネの問題．会話が成立すると外国人患者は「この検査はいくら？」「そんなに高いなら検査なしで診断してくれ」などと言ってきますので，医師はソロバンをはじきながらの診療を迫られます．また医療事務員は外国人患者から「海外旅行保険を使ってほしい」と要求されますので慣れない対応に追われます．そこで，外国人医療においては以下のことを到達目標にするべきです．

《 コトバとおカネの問題を，全病院スタッフが対応できるようにする 》

　本書はこの問題の解決方法を余すところなく記載しました．Part1では外国人患者への対応法を準備中の医療機関に向けて，突然外国人患者がやってきた場合にとりあえずできる対応を解説しています．またPart2とPart3では，外国人患者が増えてきた病院が，具体的に何をどの順番で準備するとよいかを解説しました．

　外国人医療は病院を挙げて取り組むべきプロジェクトです．医師一人，外国人診療部だけの努力では決してうまくいきません．全職員が一丸となってはじめて成功します．「一人の百歩より，100人の1歩」がキーワードなのです．

　そのため本書では医師や看護師・メディカルスタッフだけでなく，医療事務員や病院管理者も知りたい情報をお伝えしています．本書が外国人医療にかかわるすべての病院スタッフにとって役立つことを確約いたします．

2019年7月

札幌東徳洲会病院 救急科・国際医療支援室

増井伸高

筆者と当院の紹介
～本書を読んでいただく前に～

　筆者は外国人診療をサブスペシャリティーとする救急医です．しかし，そう言いきれるためには多くの困難を経験しました．そこで本書では筆者の武勇伝ではなく，外国人患者を前にぶつかった壁や失敗を余すところなく記載します．

　本書をお読みいただく前に，まずは筆者が外国人診療の情報提供をするに至った経緯として，自己紹介と当院の外国人診療の歴史をお話しさせてください．

　筆者は2019年現在で卒後16年目の救急医です．現在の病院では6年前から勤務を開始し，現在は救急科部長として勤務しています．一方で5年前より国際医療支援室の室長を兼任し，外国人診療部門のリーダーも担っています．

　室長職の前は外国人診療に興味はありましたが，特に体系だったトレーニングを受けたわけではありません．米国での短期留学経験はありますが，長年の海外の臨床経験のある医師に外国人診療の経験ではとてもかないません（表1）．それでも外国人診療に興味をもって実施していると，同僚や先輩から相談を受けるようになりました．さらに医師や看護師だけでなく医療事務員からも院内の外国人診療についての相談が集まり，それを解決する機会にも恵まれました．最終的に，外国人診療のトラブルシューティングのまとめ役として病院長から国際医療支援室の室長職を依頼されることとなりました．

　というのも，当院では訪日外国人の増加に伴い外国人患者の増加があり，2013年に国際医療支援室を設置した経緯があったためです．国際医療支援室を中心に当院はさまざまな外国人診療における認証制度の取得，さらに札幌市と外国人患者診療の協定を結ぶなど行政との連携をとりながら外国人診療の体制を整備してきました（表2）．

　本書のPart1では，筆者が当院での国際医療支援室運営前に経験した，外国人診療のシステムが病院に設置されていない場面での乗りきり方を解説します．Part2～3以降では，どのように外国人診療のシステムをつくればよいか，筆者の成功経験だけでなく失敗経験も踏まえて解説していきます．

　筆者が遠回りしながら到達した外国人診療の極意を，本書をお読みになった皆さんが最短ルートでマスターできるようにナビゲートいたします．

表1　著者略歴

札幌東徳洲会病院　救急科 部長・国際医療支援室 室長／徳洲会研修委員会 副委員長

【略　歴】

2004年	札幌東徳洲会病院
2007年	福井大学医学部附属病院 救急部
2008年	福井県立病院 救命救急科
2009年	沖縄県立南部医療センター・子どもセンター 救命救急科
2010年	川崎医科大学附属病院 救急部
2011年	福井大学医学部附属病院 救急部
2011年	OHSU Emergency Medicine・Visiting Scientist（2011年10月～2012年1月）
2012年	福井大学医学部附属病院 救急部 助教
2012年	9月～　札幌東徳洲会病院 救急科
2014年	札幌東徳洲会病院 国際医療支援室 室長 兼任

表2　札幌東徳洲会病院の歴史と外国人診療

1986年	100床の救急を中心とした病院で開設
2008年	移転・新築などを経て325床に増床
2009年	JICA海外実習生の受け入れを開始
2013年	国際医療支援室を開設
2014年	厚生労働省 外国人患者受け入れ環境整備事業 拠点病院 認定
2015年	JMIP（外国人患者受入れ医療機関認証制度）認定　厚生労働省 外国人患者受入れ医療通訳拠点病院 認定　JCI（Joint Commission International）サーベイ認証取得
2016年	外国人患者の受入れに関する協定（札幌市）
2018年	JMIP更新審査認定
2019年	JCI（Joint Commission International）更新

2018年の年間外国人受診者数：1,393名（うち訪日患者数788名，入院57名）

目　次

Part1　外来受診した外国人診療で困ったときの対症療法

Part2　外国人診療のコトバとおカネの準備方法

Part3　コトバとおカネの準備後に取り組む外国人診療

図表目次

コラム目次

本書のトリセツ

本書の使い方は2パターンあります.

その1　外国人患者のトラブルを急いで解決したい場合

⇒8〜9ページの**外国人医療トラブルシューティング**に該当する項目を参考にして，対応してみてください.

その2　外国人患者を少しでもスムーズに診療したい場合　　　院内の外国人の医療体制を整備したい場合

⇒本書は優先順位の高い情報から順に章立てしています．時間がある方は最初から読み進めるほうが効率の良い学習となるように作成しております.

一方で，前のページの目次を参考に，気になるページから読み進めてもかまいません.

本書は以下の3つのPartから成り立っています.

◎Part1は外国人患者への対応法を準備中の医療機関に向けて，突然外国人患者がやってきた場合にとりあえずできる対応を解説しています．外国人患者に慣れていない医療スタッフの助けになると思います．一方で，すでに多数の外国人を診療したことがある医療機関は，Part1を普段の外国人診療において十分対応できているかの確認に利用してください.

◎Part2では，コトバとおカネの対応について具体的に何を準備するとよいか解説しています.

◎Part3では，コトバとおカネ以外で外国人診療を行うと必ず発生するトラブルと，その解決方法について解説しました.

本書を通読すれば，とりあえずの外国人対応に必要な知識から，本格的な外国人診療をはじめるために必要な体制づくりの準備方法までを知ることができます.

外国人医療トラブルシューティング

外国人患者の対応をするときによく遭遇するトラブルを以下にまとめました．
参照ページの記載項目を参考にして，対応してみてください．

主に医師が経験するトラブル

腹痛の外国人患者の診断に困っている	⇒Part 3 − 1 82ページ	外来で患者が検査・治療・入院などを拒否している	⇒Part 3 − 3 94ページ
発熱の外国人患者の診断に困っている	⇒Part 3 − 1 82ページ	外国人患者の診断書の書き方がわからない	⇒Part 2 − 4 52ページ
患者から，高額な検査を受けずに診療をしてほしいと言われた	⇒Part 3 − 1 82ページ	入院中の外国人患者が治療途中で帰国を希望している	⇒Part 3 − 4 94ページ
患者が飛行機に乗るための証明書を希望している	⇒Part 3 − 2 86ページ		

主に医療事務員が経験するトラブル

医師から外国人患者の診察をキャンセルするよう指示された	⇒Part 1 − 4 24ページ	自由診療の算定方法がわからない	⇒Part 2 − 5 64ページ
準備が整う前に外国人患者が来院したときの受付方法を知りたい	⇒Part 1 − 4 24ページ	医療費を払ってもらえない	⇒Part 2 − 6 68ページ
		患者から，海外旅行保険を使ってほしいと言われた	⇒Part 2 − 6 68ページ

さまざまな職種の医療者が経験するトラブル

コトバが全く通じない	⇒Part1-3 20ページ		外国人患者が院内死亡した場合の対応が知りたい	⇒Part3-4 98ページ
無料の通訳アプリを使ってもうまくいかない	⇒Part2-2 38ページ		国際医療支援室を立ち上げたいが，何をしたらよい？	⇒Part3-7 110ページ
患者の家族に通訳を依頼してもよいのか不安	⇒Part1-1 12ページ		JMIPを受けてみたいが，何をしたらよい？	⇒Part3-7 110ページ
院内通訳を採用したいが，どうしたらよいかわからない	⇒Part2-2 38ページ			

Part 1

外来受診した外国人診療で困ったときの対症療法

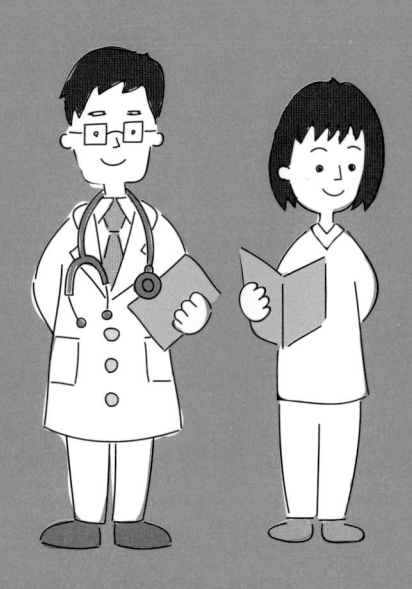

1　日本語対応可能で公的保険もある場合の対応

<症例>

　40歳のブラジル人が工場で作業中の前腕の切創で来院した．日本語は簡単な日常会話のみ可能．工場の責任者が通訳としても同席している．日本には10年以上住んでおり公的保険をもっている．

ここがポイント！
- ☑ まずは在留外国人か，訪日外国人か確認する
- ☑ 在留外国人は日本語（通訳同伴含む）と公的保険を利用できるので日本人と同じ診療が可能
- ☑ 同伴通訳はコトバと医療のサポーターと考える

在留外国人と訪日外国人

　外国人診療を実施するにあたり，**在留外国人**と**訪日外国人**の違いを意識することは非常に重要です．簡単にいうと，在留外国人とは日本に在住している外国人，訪日外国人は外国に住所があり，旅行・仕事などで日本に短期滞在している外国人です．厳密な定義はもう少し複雑なのですが，まずはシンプルに「**在留≒日本在住**」，「**訪日≒海外在住の旅行者**」と押さえておいてください．

　なぜこの区別が重要かというと，在留外国人と訪日外国人とでは，彼らの抱えるコトバとおカネの問題点が異なるためです．在留外国人の多くは日本語が堪能です．8割以上の在留外国人が日常生活レベルの日本語なら全く問題なく使用できるとされます．日本語が話せない場合も家族や同僚など通訳者と来院するため，コトバの問題はまずありません．おカネに関しても，ほとんどは公的保険に加入しているので支払いは日本人と同じです．

　一方で，訪日外国人は日本語を話せないことがほとんどです．また訪日外国人は公的保険がないため自由診療となります．彼らの73％は海外旅行保険へ加入していますが，残りの3割は未加入であり高額医療でも自費で払わないといけません （⇒巻末文献-観1）．

　このように外国人医療の2大テーマ：コトバとおカネの問題において，訪日外国人の方が在留外国人より解決が困難です（表1）．在留外国人の診療経験のある医療機関が89.9％なのに対して，訪日外国人の診療経験がある医療機関は52.2％と大幅に下回ります （⇒巻末文献-厚1，p11〜12）．訪日外国人ではコトバとおカネの問題が多いことから，受け入れ困難となっていると予想されます．

表1　在留外国人と訪日外国人の違い

	特徴	コトバ	おカネ
在留外国人	日本の定住者	日本語可能 （通訳同伴も多い）	公的保険
訪日外国人	日本への旅行者	多くは日本語利用不可	自由診療 ＊海外旅行保険加入は７割

コトバOK＆おカネOK⇒在留外国人

　今回は通訳を介して日本語が利用でき，公的保険もある在留外国人の患者さんの例です．コミュニケーションに時間を要するかもしれませんが，基本的には医療者や医療事務員は日本人と同様に対応することが可能です．帰国の期日が迫っていることはないため，再診が必要なら後日受診も可能です．入院となった場合も公的保険が使えます．

公的保険について

　日本では国民皆保険制度であり，公的保険として健康保険と国民健康保険のどちらかへの加入義務があります．本書では健康保険と国民健康保険をあわせた公的医療保険を公的保険と記載します．一部の例外はありますが，在留外国人の場合も同様に加入義務があり，保険料を納めているため公的保険の対象となります．

同伴通訳にサポートしてもらう

　一部の在留外国人は日本語が不自由であり，その際は家族や所属するコミュニティーの方が通訳として来院することが多いです．このいわゆる「同伴通訳」ですが，「医学的な説明を正しく訳しているのか？」と思うことは少なくありません．経験的にも，かなり長く話をしているのに非常に短く訳される場合もあります．正確に通訳されず，後で責任問題にならないかと危惧することもあるでしょう．

　しかし筆者が調べた範囲ですが，日本国内で誤訳による医療訴訟はありませんでした（2019年8月）．もちろん，今まで大丈夫だから，これからも大丈夫と太鼓判を押すわけではありません．現実的には院内通訳を配置している病院は14.9％しかなく43.3％が「同伴通訳」を利用しています（⇒巻末文献−厚1, p24／その他2, p38）．唯一の「同伴通訳」にコトバのサポートを頼らざるをえない症例は多いのです．

　さらに「同伴通訳」ならではのメリットもあります．それは通訳者が医療のサポーターとなってくれることです．同伴通訳者の多くは患者さんと仕事や生活をともにしています．そのため外来レベルの疾病の際は帰宅後の病状確認や増悪時の再診を促すといった医療補助者の

役割も担うことが可能なのです．これは病院勤務の通訳者や，民間の電話通訳では絶対にできない医療サポートです．

　この点で外国人患者の「同伴通訳」は，高齢患者の「同伴家族・介護者」に似ています．表現の苦手な患者のモニターとなり，適時サポーターとなってくれます．「同伴通訳」は医療通訳としては完璧でなくても，医療補助者としての役割を担えるため，じつはとてもありがたい存在なのです．

> **＜症例の続き＞**
> 　日本語の理解が乏しく，同伴通訳を介して怪我の説明をして縫合処置を行った．傷のフォローアップをする日取りには同伴通訳の方も来院してもらうことになった．また再診時のタイミング，短期間仕事の配置換えなども同伴通訳を介して決めることができた．

同伴通訳に頼ってはいけないとき

　同伴通訳はメリットもありますが，頼ってはダメな場合が2つあります．1つ目は癌やHIVなど患者のプライバシーにかかわる病気の説明のケースです．こうした事例は正式な医療通訳者を待って病状説明すべきです．

　2つ目は，診療拒否や手術同意など重要な書類作成にかかわる場合です．医療通訳は医師の言葉を1字1句訳し，通訳者の意見を交えないのが原則です．しかしこのような重要書類のサインに同伴通訳を介入させてしまうと，都合の悪い言葉を訳さない，さらに通訳者（家族）の意見を交えてしまうため患者の正確な判断の妨げになってしまう可能性があります．

> **まとめ**
> ☑ 外国人患者は在留外国人と訪日外国人で抱える問題が違うので区別する
> ☑ 在留外国人は日本語で診療でき，公的保険が利用できることが多い
> ☑ 訪日外国人は日本語での診療が難しく，公的保険がないため自由診療となる
> ☑ 同伴通訳にはコトバと医療のサポーターとして助けてもらうとよい

Column

オリンピック・パラリンピックは外国人医療を増やすか？

2020年の東京オリンピック・パラリンピックで多くの外国人が来日することで外国人医療のニーズが高まるのではないかという意見があります．こうした一部の都市や地域に一堂に人が集まることで生まれる医療は「マス・ギャザリング・メディシン」と呼ばれます．

しかしスポーツの国際大会による「マス・ギャザリング・メディシン」で患者が増えることはあまりないようです．テロ事件などは例外として，そもそも国外からのスポーツ観戦人口がそこまで多くないこと，選手団に限っては自国からメディカルチームが同伴するため医療機関受診が少ないことが主な理由です．訪日外国人患者が多い当院でも，2017年にアジア冬季競技大会という大きなスポーツイベントがありましたが，これによる患者増加はありませんでした．

外国人診療に取り組む理由としては2020年の東京オリンピック・パラリンピックのためというよりも，普段の外国人医療を目的とした方が理にかなっています．通常の外国人診療体制の準備が"結果的"に「マス・ギャザリング・メディシン」の対応になるというのが筆者の意見です．

2 日本語対応可能だが，公的保険がない場合の対応

＜症例＞

　30歳の中国人の男性が前日からの腹痛で来院した．日本にはツアーで来日しており添乗員が通訳として同伴している．海外旅行保険は未加入であり，医師がCT検査をすすめると検査の金額を確認してきた．

ここがポイント！

☑ 訪日外国人は公的保険がないため自由診療となる

☑ 自由診療で高額な場合は，検査前に概算を提示したうえで実施を相談する

公的保険がない場合は自由診療となる

　公的保険をもたない外国人の多くが訪日外国人です．訪日外国人のうち73％は海外旅行保険に加入していますが，残りは無保険です（⇒巻末文献−観1）．いずれの場合も自由診療となります．

　ここで医療機関は「自由診療をいくらに設定すればよいか？」という課題にぶつかります．筆者も時々この質問を受けるのですが，これはもう自由に決めてもらうしかありません．それこそ自由診療ですから，いくらにするかは各医療機関の判断となります．

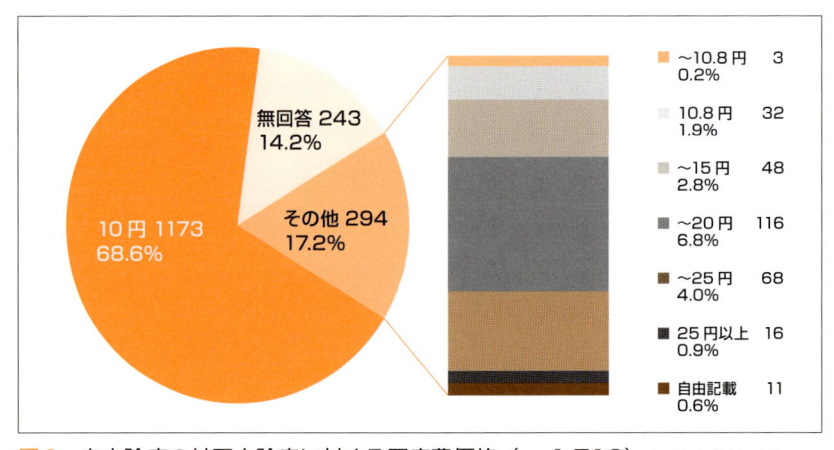

図1　自由診療の外国人診療に対する医療費価格（n=1,710）（⇒巻末文献−厚1, p35より引用）

参考までに医療機関がどのように医療費を決めているかというと，診療報酬点数を基準にしていることがほとんどです．診療報酬1点あたり10円とする医療機関が最多（68.6%）で，～20円（6.8%），～25円（4.0%）と続きます（図1）．

例えば，発熱で診察と処方のみの場合だと公的保険では約1,000点となり，1,000点×10円で10,000円の医療費となります．このうち高齢者なら2割負担なので2,000円，それ以外は3割負担で3,000円支払います．残りは国の公的保険から医療機関へ支払いとなります．

一方で外国人の自由診療の場合は，1点10円計算であれば10,000円，1点20円計算であれば20,000円の医療費を支払うこととなります．風邪で外来にかかって診察・処方のみで2万円です．これが検査をするとあっという間に5万，10万というコトになります．物価が日本より格段に安い国の外国人旅行者ならばかなり高額と感じるでしょう．

自由診療では概算を事前に提示する

訪日外国人の自由診療では会計時に初めて高額医療請求とわかった場合に支払えない「未収金問題」があります．この未収金の予防方法は**診察前に概算を提示すること**です．

自国では医療費が全額無料の訪日外国人患者もいます．中国では医療機関での支払いは事前清算で診察前，各種検査前に都度払いします．こうした日本と医療費支払い方法が全く異なる訪日外国人には，可能な範囲で早期に概算提示することが重要なのです．

医師は医療費を聞かれたら，医療事務へ確認し概算を伝えどのように診療するか決定しましょう．今回の症例ならCTだけでなく，診察代＋すべての検査代＋投薬代も確認できるとよいでしょう．

Column

中国の医療制度

訪日外国人の数で最も多いのが中国人で、全体の25.6％を占めます〔2018年 (⇒巻末文献-観2, p12)〕。中国の医療事情が日本とどのように違うか確認してみましょう。

まず中国の病院では「都度払いの事前清算」です。最初に窓口で料金を払ってから受付され、医師の指名時、カルテ作成時、診察時、各種検査、投薬などすべて都度前払いです。そのため日本より受診時間がかかることが一般的です。救急車も有料で、本当に生きるか死ぬかといった状況でなければ、先にお金の支払いを求められます (⇒巻末文献-外1)。

近年は都心部では外資系医療機関が参入し、すぐに高度医療を提供できるVIP枠を設ける病院も出てきました。そこでは、ファストパスである代わりに日本よりはるかに高額の医療費（緊急入院の場合1日あたり10〜20万円）を請求されることもあります (⇒巻末文献-外1)。

このような自国の医療事情もあり、中国人患者へ受付時に概算提示することは不自然なことではありません。中国人患者の経済状況は玉石混淆のため、実施前に金額提示して各種医療行為の要否を判断する方が彼らにとって慣れたやり方であり、安心されます。

＜症例の続き＞

事務に概算を確認すると、ほどなくして金額が提示された。患者へは検査の必要性を金額とともに提示しCT検査を実施することになった。検査では尿管結石が見つかった。痛み止めで腹痛も改善したため帰宅し、予定どおりの旅行を続けることとなった。CTは造影剤を使わなかったこともあり概算より安くなり、滞りなく支払いもすんだ。

医療費を考えながら医療をする

医療費を提示しながら診療をすすめると、「そんなに高いなら、検査なしでお願いします」と言われることは珍しくありません。後払いの公的保険ではまずないようなリクエストに戸惑う医療者も多いでしょう。

しかし、そもそも医療は患者と医師が相談して契約し施行するものです。医師がベターと思った提案も、患者にとってはベストでなければ実施しない選択肢もあります。検査を実施することの短所と長所に金額情報を含めて相談して本来は決めるべきなのです。

こうしたソロバンをハジキながら実施する医療に慣れない医療者は、外国人にはこれが真っ当な医療の姿と認識する必要があります。さらにいえば、外国人医療の醍醐味は患者さんの経

済事情と医療事情を加味して適切な診療をすることなのです.

まとめ

☑ 訪日外国人は海外旅行保険があってもなくても自由診療である

☑ 高額医療で検査費用を聞かれたら，概算を答える必要がある

☑ 金額を加味した医療を推し量ることが外国人医療では重要

3　日本語が全く話せない外国人の対応

<症例>

　65歳の台湾人の女性が家族と一緒に二次医療機関の時間外外来を受診した．呼吸が非常に苦しそうだが，患者は日本語が話せないため主訴や病歴は全くわからない．家族も全員日本語は話せず，英語を話せるのは息子のみだった．

ここがポイント！

- ☑ 片言の英語の外国人は，コトバが通じていない可能性も考慮
- ☑ コトバにかかわらず，緊急対応を優先させる
- ☑ 外国人患者を紹介できる医療機関は JMIP 認定病院から探す

中国語圏・韓国語圏から来る，コトバが通じない訪日外国人の対応

　ほとんどの訪日外国人は日本語が話せません．その内訳は中国・韓国・台湾と東アジア諸国が7割以上を占めます（図1）（⇒巻末文献−観2, p12）．つまり患者は日本語が話せず，われわれ医療者も彼らの母国語である中国語や韓国語が理解できないことが多いのです．

　そのためアジア諸国の患者さんが来院した場合に，院内通訳がいなければ英語を第2外国語として利用することがあります．この英語診療では，お互いの英語力が診療に耐えられるかに注意が必要です．中国・韓国・台湾の方の英語力は千差万別で，日本の医師も同様です．お互いに片言の英語でなんとかやりとりをしているように見えても，じつはほとんど通じていなかったという場合も散見します．

　また診療に必要な英語力は症例によっても異なります．外傷症例では画像もあり簡単な英会話でなんとかやり過ごせることもありますが，内科症例はより高度な英会話が必要となります．時にはコトバが通じない患者に対しては英語診療は諦め，**通訳がいる医療機関を探した方がよい**場合もあります．

Column

英語診療が可能かどうかの見極め方

　筆者や当院の英語通訳者がどのように患者や家族の英語力を判断しているか紹介します．

まず可能な範囲で医学英語を使わないで質問をします．この質問はオープンクエスチョンで行い，その自由解答を英語力として評価します．オープンクエスチョンに対し「YES，YES?」と繰り返すのは理解していない場合が多いです．答えられない場合はさらに医療用語を平易な英語に言い換えて説明し，それでも答えられない場合は英語での診察は難しいと判断しています．

＜症例の続き①＞

　息子を介した英語での病歴聴取を試みたところ，平易な英語で質問しても，"YES…！ YES…？"とはっきりしない答えが返ってくるのみだった．

こうした全く言葉が通じないケースではどうすればよいでしょうか？

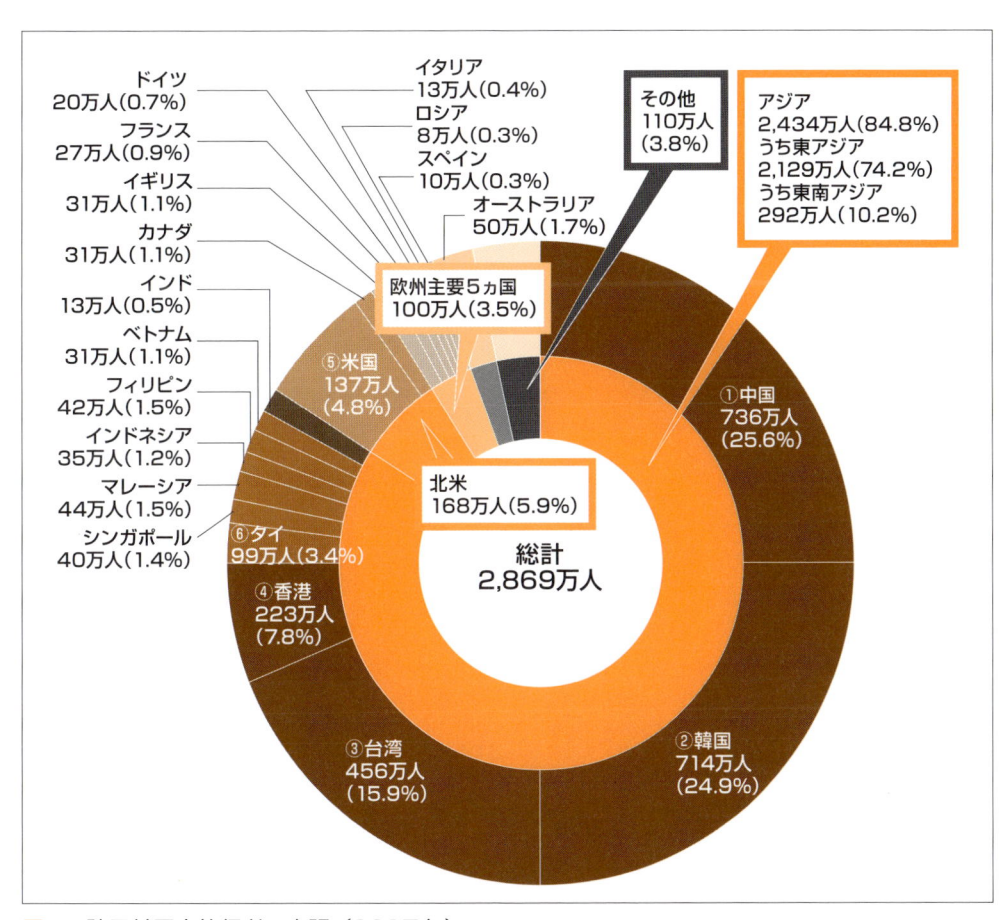

図1　訪日外国人旅行者の内訳（2017年）（⇒巻末文献−観2, p12より引用）

コトバが通じないときにどうするか？

「コトバが通じないなら診療をキャンセルせざるを得ない……」これが医療機関の本音かもしれません．しかし，病気で困っている外国人が目の前にいて医療行為をしないことは人道に反します．こうした問題に対する法律ではどのようなものがあるのでしょうか？ そこで医師法第19条1項の応召義務を確認してみましょう．

> **医師法第19条1項**
> 「診療に従事する医師は，診察治療の求があつた場合には，正当な事由がなければ，これを拒んではならない．」
>
>  https://www.mhlw.go.jp/web/t_doc?dataId=80001000&dataType=0&pageNo=1

重要な点は応召義務が日本人患者のみならず外国人患者にも適用されることです．さらに「正当な事由」とは，「医師の不在又は病気等により事実上診療が不可能な場合」に限られます．「日本語が通じない外国人だから」という理由は認められません．コトバがわからないから診療しないのは違法となり，状況しだいで医師免許の停止や取消の処罰の対象となります．

これは医療者にとっては厳しい裁量かもしれません．しかし患者さんの立場であれば異国の地で困って病院へ行ったのに，外国人で言葉がわからないため診察をキャンセルされるのは不当といえるでしょう．

コトバが通じなくても，できることはあります．まずはバイタルサインを測り，異常があればその原因と治療を可能な範囲で探します．こうした評価をしながら，適切な医療機関へつなげることが初診医の役割．これは日本人でも外国人でも同じことです．

＜症例の続き②＞

　呼吸が苦しそうであり，バイタルサインを測定すると血圧200/120 mmHg，脈拍120回/分，呼吸回数30回/分，SpO_2：92％（酸素10 L），体温36.5℃だった．急性呼吸不全でありさらなる評価と治療が必要だが，どの病院へ紹介すればよいか？ 担当医は頭を抱えた…．

どの病院に紹介するか？

今回の症例では，こうした外国人診療の経験豊富な医療機関への搬送が理想的です．しかし厚生労働省の調査によると，外国人診療の実績があっても訪日外国人の受診数が51名/年以上の医療機関は13.0％と，訪日外国人の受入れ実績が豊富な病院は限られています（⇒巻末文献－厚1, p19）．

　こうした外国人診療に慣れた一部の医療機関を検索する場合，JMIP認定病院を探す方法（ジェイミップ）があります．JMIP（Japan Medical Service Accreditation for International Patients）とは，厚生労働省が2016年から開始した外国人患者受入れに資する医療機関認証制度です（⇒巻末文献−その他3）．JMIP認定病院では多言語対応をしていることも多く，外国人の紹介患者の受け入れも認定条件にあるため，転院依頼で応需となる可能性が高いです．

　JMIP認定病院は下記から検索できますので，参考にするとよいでしょう．

> **JMIP認定病院**
> こちらから検索できます．
>
> 　http://jmip.jme.or.jp/search.php

＜症例の続き③＞

　近隣にJMIP認定病院があり紹介依頼すると応需され救急車で転院となった．

　数日後に息子が医療費を支払いに来院した折に，「最初に診てくれた先生は僕のヒーローです！」とつたない英語で涙ながらに話していた．転院先の病院から手紙が届き，急性心不全の診断で入院したが経過良好で，近日中に退院し帰国できそうとのことであった．

まとめ

- ☑ 訪日外国人のほとんどは日本語が全く話せない患者である
- ☑ 片言の英語の外国人では，英語で診療できるかどうか患者ごとに検討すべし
- ☑ コトバが通じなくても緊急性がある場合は初期対応しよう
- ☑ 自院で対応できないときにJMIP認定病院など，紹介できる医療機関を準備しておこう

　地域によっては，外国人患者が増えているのに近隣にJMIP認定病院がない場合もあります．JMIP認定病院でなければ，公立病院や大学病院などの大病院であっても外国人診療に長けているわけではありません．

　もし周囲に外国人患者を紹介できる医療機関がなければ，皆さんの医療機関が外国人診療の準備を始めるべきです．次章のPart 2より具体的な準備方法を解説していきますので確認・実行してみましょう．

4　外国人が突然来院した場合の事務対応

ここがポイント！

☑ 受付時：パスポート・健康保険証のいずれかを提出してもらうよう依頼する
☑ 診察中：公的保険がない場合の金額の確認，概算の準備
☑ 会計時：公的保険があれば日本人と同様に，なければ診断書も準備

　本項では**医療事務員の対応**について解説します．受付時，診察中，会計時の3つの場面に分け，まだ外国人対応に慣れていない病院を想定して噛み砕いて解説していきます．

その1　受付時：パスポートと健康保険証を確認

　外国人患者が受診した場合はパスポート・健康保険証のいずれかを提出してもらうよう依頼します．健康保険証持参なら在留外国人，パスポート持参なら訪日外国人です．

　在留外国人であれば在留カードでさらに身分を確認します．健康保険証には顔写真がないため，在留カードで顔と名前を確認します．確認できれば，日本人同様に受診手続きをすすめます．

　訪日外国人は同伴通訳のサポートを借りて受診手続きをすすめます．パスポートから名前，出身国，母国語を確認し，顔写真から本人確認をします．同時に海外旅行保険とクレジットカードを確認します．「credit card」「traveler's insurance」と書いて見せると提出してもらえます．

　訪日外国人にクレジットカードを確認する理由は2つあり，1つは支払い能力の確認です．外来医療費程度ならば一般的なカード限度額に収まることが多いです．2つ目の理由はカードに海外旅行保険が付帯している可能性があるためです．大手のクレジット会社の有料カードであれば海外旅行保険を付帯している場合が多いです．

　続いて海外旅行保険があれば「立替払い」「キャッシュレス診療サービス」のどちらかが付帯しているかを確認します．「立替払い（66％に付帯）」ではいったん病院窓口で患者が全額払い，帰国後に領収書と診断書をもって保険会社に請求します．「キャッシュレス診療サービス（34％に付帯）」は保険会社が直接病院へ支払い，患者への料金請求が発生しないタイプです．どちらの方法を利用可能かは患者自身に確認してもらいます．

　なお，「キャッシュレス診療サービス」の場合は未収金のリスクがあるため注意が必要です．詳細は，Part2-6 69ページに記載しますので慎重な対応を心がけましょう．

> 受付で確認することのまとめ
> ☑ 健康保険証持参⇒在留外国人⇒さらに在留カードを確認
> ☑ パスポート持参⇒訪日外国人⇒さらに海外旅行保険とクレジットカードの確認

　診療申込書の記入は日本語が難しければ英語で作成します〔Part2-4参照 (⇒巻末文献-厚2)〕．名前を入力する場合はパスポートや在留カードのアルファベットを記載します．診療申込書に名前をイニシャルも交えた省略形で書く外国人もいますが，略式で書くと保険がおりない場合があるので注意が必要です．また呼び方は本人に発音してもらい，事務員が読み返して本人が納得すればカタカナでフリガナを記入します．

その2　診察中：訪日外国人は自由診療の値段と概算を準備する

　在留外国人で公的保険がある場合は日本人同様に会計に来るのを待つだけでOKです．一方で**訪日外国人の場合は診察中に会計の準備を始めます**．自由診療の料金計算をどうするか不明ならば上司に確認します（Part2-5参照）．医療費計算方法の確認後は概算の準備をします．医師が検査前に患者に費用を聞かれたりする場合に備えておきます．概算は予想されうる最も高い料金で提示します．後で概算よりも請求額が高い場合に，支払い拒否の可能性があるためです．

その3　会計時：領収書と診断書をできれば英語で準備

　公的保険がある場合は日本人同様の対応でかまいません．自由診療では確認した計算方法で算定し領収書を作成します．英語の領収書があった方がよいのですが（Part2-4参照），どうしても作成が難しければ日本語で代用となります．

　海外旅行保険利用時には，領収書に加えて英語の診断書が必須のため，医師に作成依頼します（Part2-4 56ページ参照）．どうしても英語作成が困難な場合は日本語の診断書で代用とします．筆者の経験的には中国人患者の加入する海外旅行保険は日本語の診断書でも対応できる場合が多いです．

　診断書を後日郵送する選択肢もありますが，海外郵送など事務作業が煩雑なため，即日発行を医師にお願いする方がベターです．依頼時は「外国人だから診断書をすぐ作ってほしい」という説明だけでは不十分です．「外国人で帰国日が近く，診断書を後日取りに来られない．また郵送するのも煩雑で料金もかかってしまう．そのため当日発行をお願いしたい」といったことを伝えれば作成してもらえるはずです．

最後に，ここまでの流れをチャートで確認してみましょう（図1）.

日本語対応が困難な場合でもコトバの準備が整えば，あらゆる外国人の受付対応ができるようになります．さらにおカネの問題を解決すれば会計対応できるようになります．具体的にコトバやおカネの準備で何をすればよいか，Part2で詳しく解説していきます．

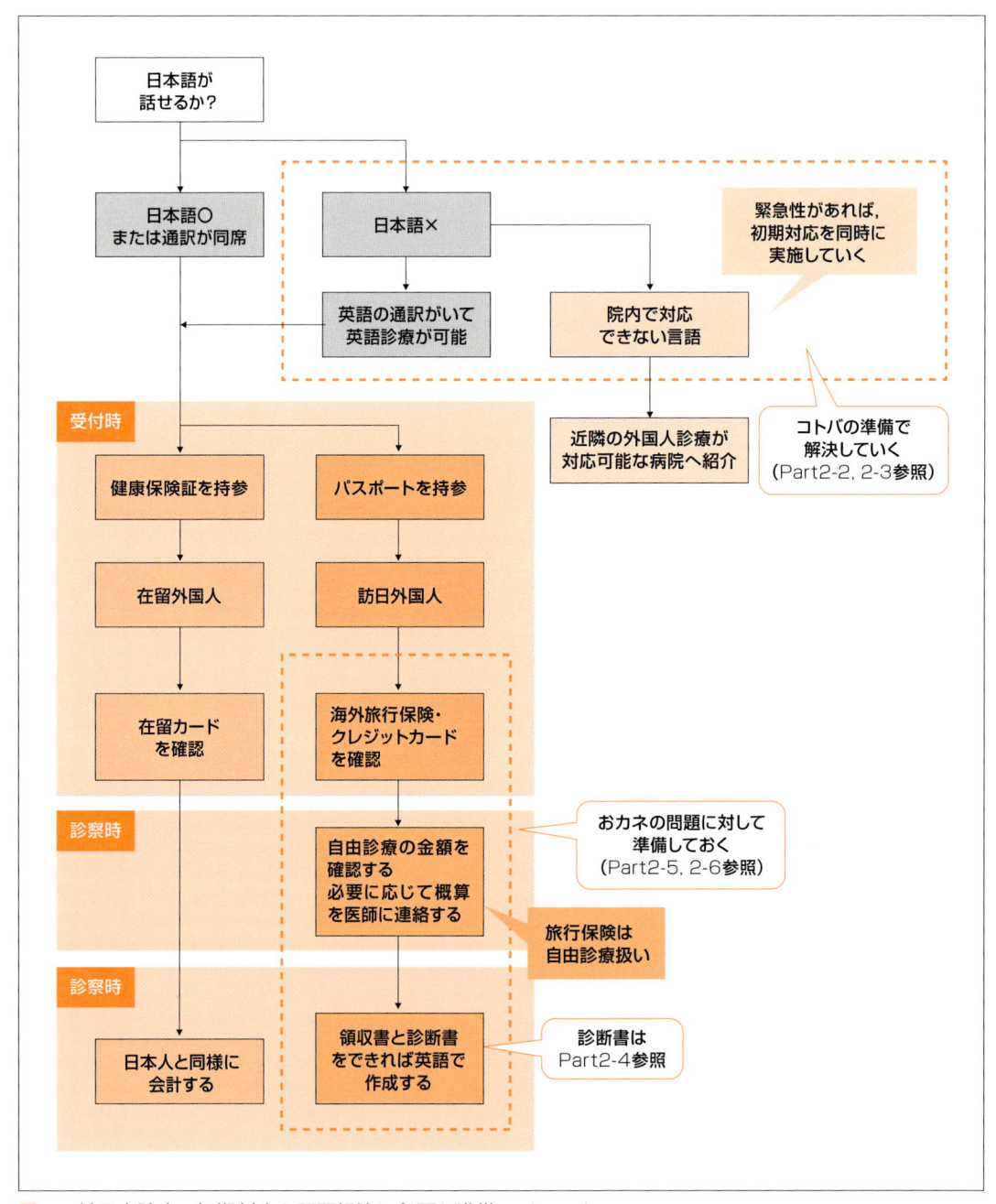

図1 外国人診療の初期対応と問題解決に必要な準備のチャート

Column

医師からの外国人患者の受診キャンセル

筆者の経験でも他院で受診をキャンセルされた外国人患者さんが，やっと当院までたどり着いたというケースは珍しくありません．受付の医療事務員が外国人の来院を医師や看護師に伝えると「当院では外国人は対応できないと伝えて」と言われる，通称「窓口キャンセル」です．

外国人患者の「窓口キャンセル」がトラブルケースに発展した場合の責任は，応召義務に反した医師にあります．しかし，そのような医師に限って後日追及すると「外国人でも自分は診察するつもりだった．窓口の医療事務員の判断で帰宅となった．」と反論されることがあります．

こうしたケースで間に挟まれた医療事務員はどうすればよいのでしょう？

窓口キャンセルにより診療開始とならなければカルテも存在しないので，医師の発言も医療事務員の発言も証拠がありません．そこで重要なのが診療申込書です．患者や家族が診療申込書に記載している時点で受診意思表示は間違いありませんので，大切に保存しておけば医療事務員の判断でキャンセルしたとはならないはずです．

Column

中国人はドラッグストアで何を買う？

　訪日中国人の消費が最も多い買物場所はドラッグストアとなります（⇒巻末文献−その他4）．一番人気は何と言っても化粧品ですが（じつは電化製品より平均支出は多い！），医薬品も人気があります．理由の1つには中国人の間で「日本の置き薬はよく効く」と信じられているという文化があります．

　日本旅行は，彼らにとって入手しにくかった日本製のOTC薬を購入するチャンスなのです．興味深いのは日本製の漢方薬もかなり人気だそうで，当院の中国人スタッフの一押しは『龍角散®』です．

Part2

外国人診療のコトバと

おカネの準備方法

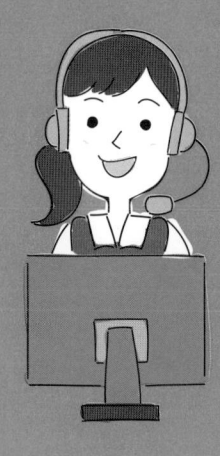

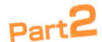

外国人診療の準備では診療実績の数値化から始める

ここがポイント！

まずここから準備を始めよう．
☑ 自院へ来院する在留外国人患者と訪日外国人患者の比率と，それぞれの国籍・言語を把握する
☑ 自院へ来院する外国人患者の8割の対応ができることをめざす

まずは8割をめざす

　外国人診療の準備の大部分はコトバとおカネの問題解決です．特にコトバが最も重要で最初に解決すべき課題ですが，問題は非常に多岐にわたります．外国語には複数の言語があるため，多言語の通訳準備や医療文書の翻訳は膨大な仕事量となってしまうのです．

　そこで最初の目標は，外国人患者の8割の言語対応をめざすことにします．例えば在留外国人患者さんが多くを占める医療機関なら，彼らの母国語対応だけでも8割は対応できるかもしれません．訪日外国人が増え続けている医療機関ならば，中国語と英語でおおよそ8割の対応が可能となることが多いです．

　そして皆さんの医療機関が8割の言語対応をするためには，どのような外国人患者が来院するかを知る必要があります．

どのような外国人患者が来院するか？

　2016年（平成28年）には223万人の在留外国人のうち47万人〜120万人の患者が発生し，2,400万人の訪日外国人のうち5万人〜49万人の患者が発生したと推定されます（⇒巻末文献−その他5, p32）．在留・訪日外国人の増加に伴い，外国人患者はますます増えて皆さんの病院へ来院します．

　「当院も外国人患者が増えて"困ってます"．院長なんとかしてください…」という現場の声はもっともです．しかし経営陣はこうした感情論では動きません．医療機関が解決するのは雇用者の悩みでなく，患者さんの医療需要です．経営陣へは「どのような外国人患者が，何人ぐらい来院しているか」を数字にして医療需要をアピールする必要があります．

　そこで過去1年間の外国人患者の情報を集めてください．具体的には外国人受診者数に加え，下記の4つの患者情報を入手してみましょう．

過去1年間の外国人患者について調べる項目
①国籍（使用言語）
②在留外国人か／訪日外国人か
③支払い方法
④診療科

　実際に外国人患者をカウントすると，在留外国人がほとんどでコトバ・おカネで困ることはないかもしれません．それなら年に数回程度のトラブルシューティングの準備で十分でしょう．あるいは訪日外国人患者がドンドン増えていれば，患者数や使用頻度の言語を調べ具体的な通訳準備に結びつけます．

　また，日本人と外国人の鑑別は名前で判断します．患者名がアルファベットやカタカナなら外国人と判断します．さらに「李」「張」など苗字が漢字1文字のときは中国人または台湾人としてカウントします．こうした方法ですべてpick upできなくても8割以上が検出できればOKです．

　①の国籍（使用言語）はカルテを開くと掲載していることが多いです．医師は日本語で診療しない場合に不安があるためか「◇◇国籍の外国人で○○語の通訳を通じて可能な範囲で診療した…」などと記載することは多いです．

　②の在留外国人か訪日外国人かは支払い方法から類推できます．公的保険があれば在留外国人でしょうし，訪日外国人ならば自由診療となっていることで確認が取れます．

　最初は，後ろ向きに過去の外国人診療のケースを遡って調べるだけでよいですが，外国人患者が多いことがわかり外国人診療の対策を講じるということになれば，準備を進めるにあたり今後は前向きにカウントを行う必要があります．前述した4項目に加え，各病院で必要な情報を追加してデータを残すようにするとよいでしょう（図1）．

受診日	診療科	病名	保険	国籍	受診方法	言語	備考
●月●日	救急科	左橈骨遠位端骨折	私費	中国	救急車	中国語	院内通訳
●月●日	内科	右足首捻挫	私費	タイ	時間外	英語	電話通訳
●月●日	救急科	インフルエンザ	国保	エジプト	時間外	英語	院内通訳
●月●日	外科	手指裂創	私費	中国	時間外	中国語	同伴通訳
●月●日	救急科	処方希望	私費	アメリカ	時間外	英語	通訳なし
●月●日	救急科	尿管結石	私費	中国	救急車	中国語	院内通訳
●月●日	救急科	急性胃腸炎	私費	台湾	時間外	中国語	電話通訳
●月●日	外科	頭部打撲	私費	中国	救急車	中国語	院内通訳

図1　当院の外国人患者のカウントの例

どうしてもカウントできないとき

外国人患者が受診していても61％の医療機関は患者数を把握していないとされます（⇒巻末文献−その他2, p36）．またカルテから外国人患者の情報がなかなか集められない場合もあります．その場合は「**外国人が滞在している場所に外国人患者が発生する**」という仮説をもとに予測します．

在留外国人の在住情報は総務省と法務省のデータから，訪日外国人の滞在情報は国土交通省や厚生労働省のデータから確認できます．ではそれぞれの方法を解説していきます．皆さんの区や市町村にどれくらい在留外国人がいるかぜひ調べてみてください．

在留外国人のカウント

在留外国人の割合が多い地域は，在留外国人患者の受診が増える傾向にあります．**表1**は総人口における外国人割合の多い市町村のベスト10で，外国人患者が多い地域と考えられます．

まず東京都新宿区などは，都会に移り住んだ外国人がコミュニティーを作るケースです．世界的にもチャイナタウン，リトルコリアといったようにある程度同じ国の出身者が地域の狭いコミュニティーに集積することは珍しくありません．

一方で北海道の占冠村，赤井川村，留寿都村はいずれもスキーリゾートがある地域．そこへ訪れる外国人観光客が近年は増えています．そのためホテルやスキー場に短期・長期さまざまな形で外国人労働者が増え，外国人医療のニーズが発生します．

表1　総人口における外国人割合の市町村ランキング　（⇒巻末文献−その他6, p10より引用）

順位	市区町村 （政令指定都市行政区を含む）	外国人人口比率（％）
1	北海道占冠村	22.7
2	大阪市生野区	21.8
3	群馬県大泉町	18.1
4	北海道赤井川村	12.7
5	東京都新宿区	12.4
6	大阪市浪速区	12.4
7	横浜市中区	10.9
8	名古屋市中区	10.7
9	北海道留寿都村	10.2
10	東京都豊島区	10.1

このように在留外国人は必ずしも都会に多いわけではありません．実際には調べてみないとわからないため，**必ず1度は自分の医療機関のある地域の在留外国人情報を確認しましょう．**総務省の「住民基本台帳に基づく人口、人口動態及び世帯数」で外国人の人数が，法務省の「在留外国人統計（旧登録外国人統計）統計表」で出身国が確認できます．

市町村別の外国人数の確認

総務省：住民基本台帳に基づく人口、人口動態及び世帯数

http://www.soumu.go.jp/main_sosiki/jichi_gyousei/daityo/jinkou_jinkoudoutai-setaisuu.html

市町村別の出身国の確認

法務省：在留外国人統計（旧登録外国人統計）統計表

http://www.moj.go.jp/housei/toukei/toukei_ichiran_touroku.html

Column

各省庁の外国人診療に対する役割

　外国人診療を行うにあたり，各省庁のデータベースは非常に参考になります．訪日外国人の人数は国土交通省の出入国調査から，在留外国人は法務省の国勢調査などからわかります．外国人医療の行政サポートは厚生労働省ですが，海外の医療情報は外務省が情報提供しています．また言葉に関する翻訳技術サポートは総務省で実施されています．メディカルツーリズムの手引きは経済産業省にあります．これらの行政の情報を2次利用することが外国人診療の準備には必要となります（表）．

表　外国人診療における各省庁で得られる情報

省庁	得られる情報
国土交通省（観光庁）	外国人の出入国調査（訪日外国人情報）
法務省	在留外国人の確定値の報告
厚生労働省	外国人医療のサポート
外務省	海外の医療の情報
総務省（NICT）	翻訳技術のサポート
経済産業省	メディカルツーリズム

訪日外国人のカウント

　訪日旅行中の外国人の6％は怪我・病気となり，1.5％が医療機関に行く必要性を感じるとされています (⇒巻末文献-観1)．医療ニーズ発生時は宿泊施設近隣の医療機関を選ぶため，**訪日外国人患者数は地域ごとの外国人宿泊者数に相関します．**

　そこで都道府県別の訪日外国人の延べ宿泊者数（図2）を見てみましょう．東京都が最多ですが，埼玉県は少ないです．一方で大分県に多いなど，必ずしも人口や都市の大きさに比例しません．都市の規模≠外国人宿泊者数なのがポイントです．

　東京都では外国人が宿泊するホテルもまばらであり，宿泊地周辺の医療機関も多いため，外国人患者は分散受診する傾向にあります．一方で北海道のスキーリゾートではホテルが多くても医療機関が少なく，外国人患者は集中受診することになります．

　そのため訪日外国人の予測には，さらに細かな市町村レベルの外国人観光客の宿泊者数を地域の観光協会に問い合わせてみることも役立ちます．またその地域で外国人患者に対応する医療機関がどれくらいあるかも重要な要素となります．

Column

外国人医療のセンター化

　筆者の勤務地の北海道札幌市は外国人に人気の観光地です．北海道の外国人宿泊者数は東京・大阪に次ぐ全国で3位です．広大な北海道ですが外国人の72％は札幌のある道央地区にホテルをとり，札幌を拠点に道内観光をします (⇒巻末文献-その他5, p33)．

　通常，都市型観光地では医療機関が多いため，外国人患者発生時は分散受診することが多いです．しかし札幌ではJMIP（Part1-3参照）を取得し24時間外国人対応している当院へ訪日外国人が集中受診する傾向にあります．これは分散受診が多い都市型観光地としては例外的です．

　では医療政策として，都市部の外国人医療は分散受診と集中受診のどちらがよいのでしょうか？　筆者は，外国人診療は特殊医療のため，準備が整った医療機関へ集約化する方がうまくいくと考えています．外傷センター，周産期センターといったように外国人も外国人医療センター化するのが理想的です．

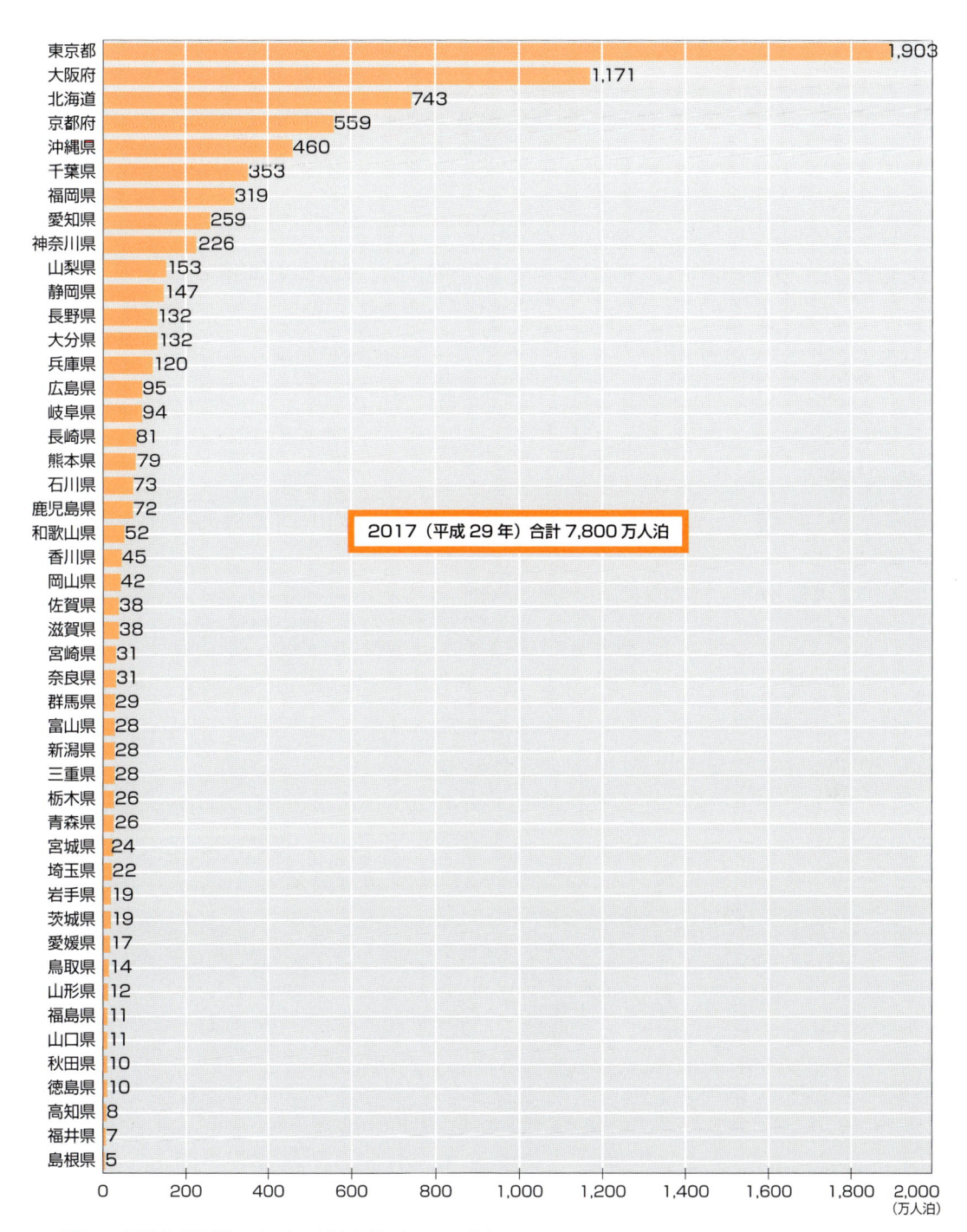

2017（平成29年）合計 7,800 万人泊

図2 **都道府県別外国人延べ宿泊者数（2017年）**（⇒巻末文献−観2, p247 より引用）
注1：「外国人」とは、日本国内に住所を有しない者をいう
注2：2017年（平成29年）の数値は速報値

訪日外国人の診療では何語が必要か？

　訪日外国人の受診が多い場合はどのような言語が必要か確認してみましょう．日本を訪ずれる外国人は中国，韓国，台湾で全体の70％以上を占めます（Part1-3 図1参照）．都道府県別では割合の多少の違いはありますが，やはりこれら東アジア諸国が7割前後を占めます（図3）.

　この結果を踏まえて中国語の準備が必要なのは間違いありません．また英語は第2外国語や診断書や領収書などの外国人文書として利便性が高く必要言語となります．つまり**訪日外国人の言語対応で8割をめざすのであれば，中国語・英語の2つの準備が必要となります**.

　一方，九州と中国地方の一部ではアクセスの良さから韓国人観光客が目立ちます．この地域では中国語に加えて韓国語が必要になりそうですが，**最初は韓国語の準備はしなくてOKです**．なぜなら韓国人旅行者は中国人旅行者ほど日本の病院を受診しないからです．

　医療機関を受診する訪日外国人患者のうち，韓国人患者の割合は7.6%で，韓国語を使用する患者の割合も4.9%です（⇒巻末文献-その他1-筆者の論文）．韓国人は訪日外国人の20％を占めるため，この受診率は少ないといえます．韓国人の受診率の低い理由は年齢層と宿泊日数の2つが原因です.

　韓国人旅行者の90％以上が20代〜30代と若く病気のリスクが少ないことが理由の1つ目です．さらに韓国人旅行者の平均滞在日数は4.3日で外国人平均の約9.1日より極端に短いことが2つ目の理由です（⇒巻末文献-観3〜観5）．若くて健康なため医療ニーズが発生しにくく，もし発病しても滞在期間が短いので数日我慢して帰国後に自国での受診をしていると想像されます.

おわりに

　こうした行政の二次情報は有用ですがあくまで参考データであり，医療機関が集めた自院の外国人患者情報にはかないません．最終的には，地道に外国人患者の情報を自分たちで集めることが外国人診療対策の一番の近道となります.

　まとめ
- ☑ 自院へ来院する外国人の情報を集め，頻度の高い言語の準備をする
- ☑ 在留外国人患者が多い医療機関は，その地域で多い外国語の準備をする
- ☑ 訪日外国人が多い病院は中国語と英語の対応から始める

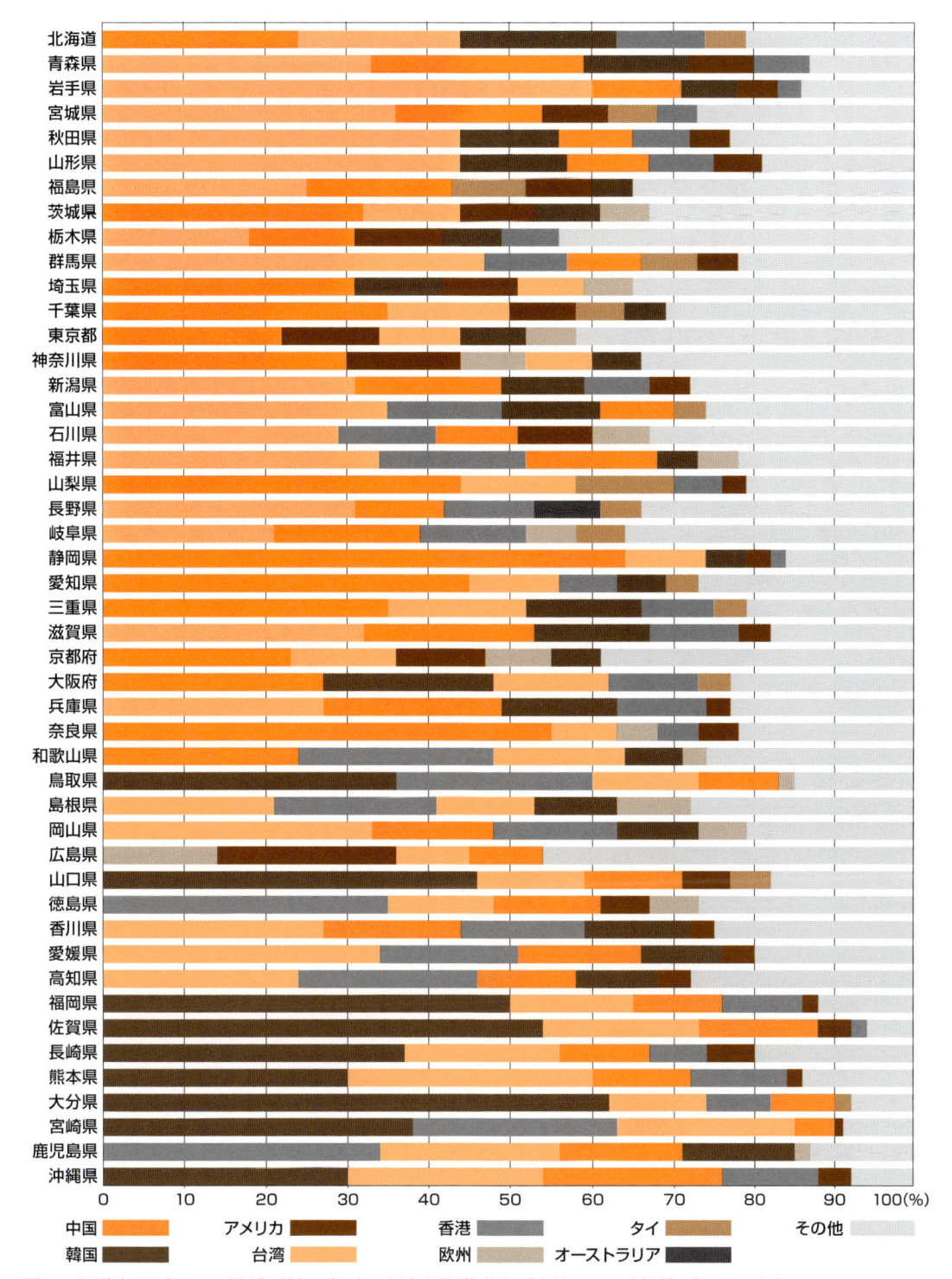

図3 都道府県別，国・地域別外国人延べ宿泊者数構成比（上位5国・地域）（2017年）（⇒巻末文献−観2, p251より引用）

資料：観光庁「宿泊旅行統計調査」
注1：「外国人」とは，日本国内に住所を有しない者をいう
注2：欧州はドイツ・英国・フランスの3カ国
注3：従業者数10人以上の施設に対する調査から作成
注4：2017年（平成29年）の数値は速報値

2 コトバの問題解決
1）通訳の準備

ここがポイント！
- ☑ 最初に準備するのがコトバの問題，最後まで準備するのもコトバの問題
- ☑ 1人目の院内通訳は医療事務と兼任で雇用する
- ☑ 電話通訳サービスは院内通訳と併用で導入する

外国人医療対策でコトバの準備は永久に続けるもの

外国人患者対応で一番困り，トラブルが多いのはコトバの問題です（⇒巻末文献−厚1, p36, p40）．そのため最初に準備すべきなのがコトバの対応です．国立国際医療研究センター 国際診療部の堀 成美氏は「他の医療機関から『まず何を準備すればいいでしょう？』と聞かれたときには，患者やスタッフが困らないように通訳と契約し，通訳依頼先のリストを作る必要がある，と説明をしている」といいます（⇒巻末文献−その他7）．

一方でコトバの対応には終わりがありません．筆者の病院では外国人診療の準備をすすめても，各部署からのコトバに関するリクエストやクレームは後を絶ちません．

外国人診療におけるコトバは，感染症診療における発熱，外傷診療における出血のように必ず起こる問題として対応し続けないといけません．そこで本項では継続性のあるスマートなコトバの準備の方法を解説していきます．

何語をどのように準備すればよいか？

前項Part2-1で調べた院内データをもとに準備する言葉を選びます．**訪日外国人患者が増えているなら英語と中国語，在留外国人が多ければ地域の外国人コミュニティーの母国語を**準備しましょう．

通訳の方法としては，「通訳者」，「電話通訳サービス」，「機械通訳」の3つが候補にあがります．近年の「電話通訳サービス」はタブレットを利用したテレビ電話通訳が主流です．文字どおり顔の見える関係は，利用者にとって非常に安心感があります．

「機械通訳」とはスマートフォンやタブレットで音声入力をすると，自動翻訳されるアプリなどを指します．ICT（Information and Communication Technology：情報通信技術）の進歩により旅行者の利用も増えています．

これら通訳方法のうち**まずは「電話通訳サービス」**（後述）**を準備してください．さらに必**

要時には「院内通訳」の雇用をめざし併用利用とします．なお，「機械通訳」は医療利用するには技術的にまだ不十分であり，筆者はおすすめしません（図1）．

　では以降は「院内通訳」と「電話通訳サービス」の具体的な導入方法を解説していきます．

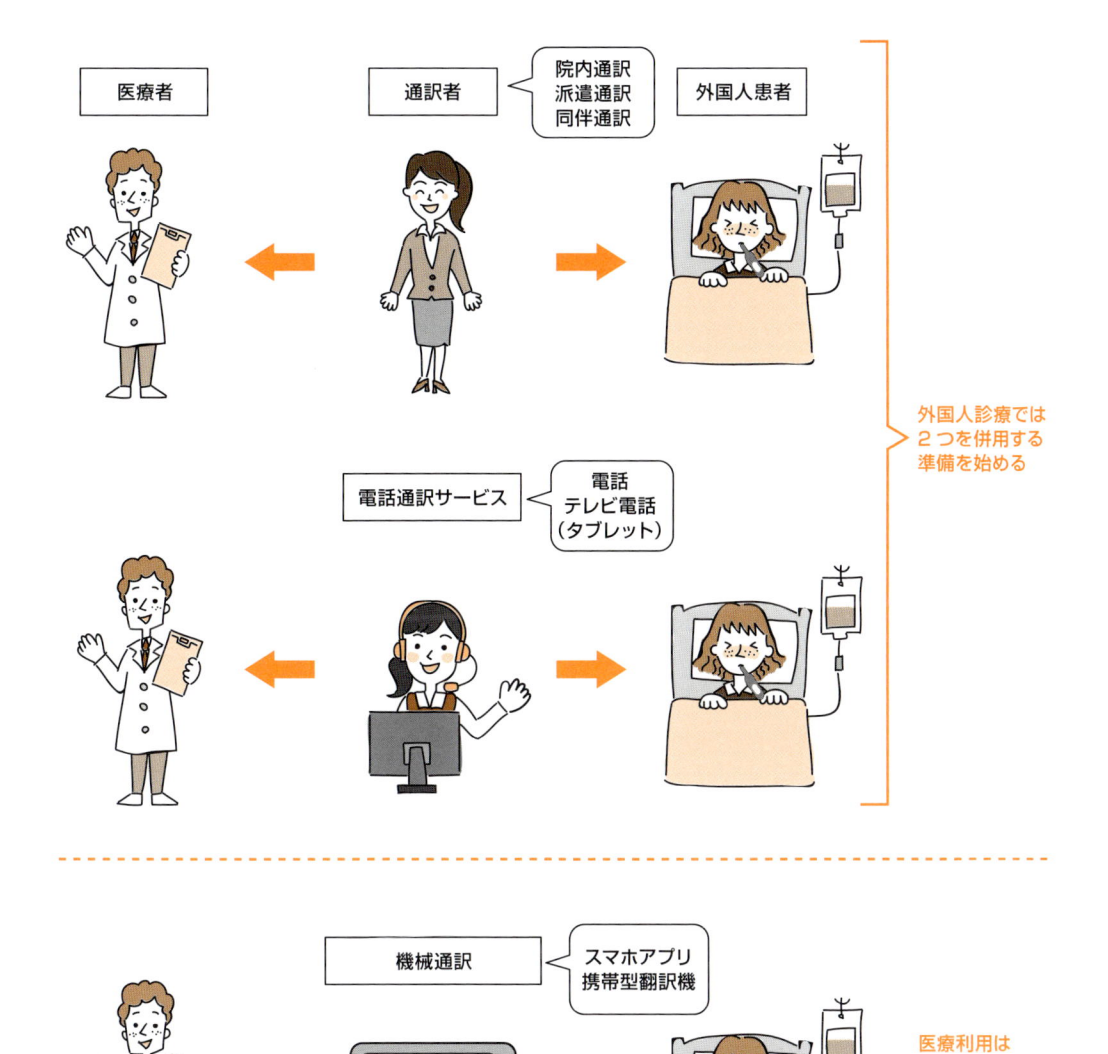

医療者　　通訳者　←　院内通訳　派遣通訳　同伴通訳　　外国人患者

外国人診療では2つを併用する準備を始める

電話通訳サービス　←　電話　テレビ電話（タブレット）

機械通訳　←　スマホアプリ　携帯型翻訳機

医療利用は原則しない

図1　通訳者，電話通訳サービス，機械通訳の医療利用

院内通訳の導入方法

Face to faceの通訳者は院内通訳，派遣通訳，同伴通訳の3つがあります．派遣通訳は院外の医療通訳者を呼び寄せる方法ですが，原則予約制で突然の依頼には対応できません．同伴通訳もいつも期待できるとは限りません．

そのため安定したコトバの問題解決には**院内通訳**の雇用が必要となります．しかし通訳に人件費を割くことは経営者には難しい問題です．そこで**院内通訳を医療事務と兼任で雇用**する戦略をおすすめします．

彼らは外国人患者がいないときは医療事務員として，外国人患者の来院時は通訳として勤務します．実際に国内の院内通訳は75.7％が兼任業務で他の院内職を担当しています（⇒巻末文献−厚1, p24）．こうした医療事務員の兼任通訳は多くの病院が取っているリーズナブルな方法なのです．

最初の院内通訳の言語は**在留外国人患者がメインならそのコミュニティーの母国語が話せる通訳を，訪日外国人患者が多くて困っているなら中国語の通訳を雇用します**．この際に英語でないのがポイントです．

院内を見渡せば必ず1人は英語が堪能な医師や看護師がいるものです．実際に外国人診療をしている医療機関では英語通訳兼任の医師が約50％，英語通訳兼任の看護師は約30％いるとされています（⇒巻末文献−厚1, p24）．そこで英語は既存の医師や看護師の助けを借り，ボトルネックとなる英語以外の通訳を事務職と兼任で雇用するのが通訳雇用のファーストステップとしてはおすすめです．

どれくらい外国人患者がいれば通訳を雇用するか？

ある程度外国人は来院するが，院内通訳を雇用するほどか迷う場合もあるでしょう．そこであくまで目安ですが，**在留外国人で年間100名以上，訪日外国人で年間50名以上**が来院する医療機関は1人目の院内通訳を検討してはいかがでしょう．

これを目安とする理由は，在留外国人が年間100名以上来院する病院の割合は，外国人診療をしている医療機関の11.2％，訪日外国人の来院が年間50名以上の病院の割合は13.0％というデータがあるためです（⇒巻末文献−厚1）．すでに院内通訳を導入している病院は15.1％なので，これぐらい外国人を診ているのであれば通訳を導入する根拠になります．

また1人目の院内通訳はネイティブスピーカーを採用することをオススメします．これは同意書や問診票などの医療書類の翻訳作業はネイティブに依頼するためです．外国語を話せる日本人スタッフによる翻訳では文章に違和感が出てしまいます．

派遣通訳について

　一部の都市では医療通訳の派遣制度がある場合もあります（表1）．平成28年に行われた厚生労働省の調査では医療通訳を医療機関へ直接派遣していると答えたのは3.2％でわずか6団体でした（⇒巻末文献-厚1, p44）．

　こうした派遣通訳は原則予約制であり，外来へ突然来院した外国人患者のケースでは利用できません．派遣の条件に事前契約が必要な場合もあります．

　ほかにも大学病院であれば他部署の外国籍学生へ協力を依頼したり，地域の国際交流協会や領事館へ通訳の相談をすることも選択肢にあがります．ただ筆者の経験上はこれらの団体は突然の通訳依頼に対しては慣れていないことが多く，派遣通訳に至らないことが多いです．

表1　地域の医療通訳関連事情（⇒巻末文献-その他5, p66を参考に作成）

名称	かながわ医療通訳派遣システム事業	京都市医療通訳派遣事業	医療通訳配置事業（三重県国際交流財団）	あいち医療通訳システム	枚方市医療通訳士登録派遣事業
派遣／配置	派遣	派遣／配置	配置	派遣	派遣
開始	2002年	2003年	2003年	2011年	2015年6月～
実績	5,820件	1,885件	4,627件	982件	133件
言語	中国語，スペイン語，ポルトガル語，朝鮮語，タガログ語，英語，ベトナム語，カンボジア語，ラオス語，ロシア語	中国語，英語，韓国・朝鮮語	ポルトガル語，スペイン語，フィリピノ語，中国語	ポルトガル語，スペイン語，中国語，英語，フィリピノ語	中国語，英語，韓国・朝鮮語
派遣／配置先	協定医療機関 37	協定病院4	医療通訳配置医療機関5	協定医療機関106	協定病院47
通訳者数	187名	20名	4名	256名	15名
通訳料	医療機関（患者が負担する場合は上限1,080円）	医療機関が半額負担（患者負担なし）	配置される医療機関	利用者が半額ずつ負担　全額負担する医療機関もあり	通訳料なし
報酬	3時間3,240円交通費込み	3,000円/回（3時間まで）延長1,000円/1時間	配置される医療機関による	2時間3,000円インフォームドコンセント5,000円交通費込み	4,000円/回（3時間まで　交通費込）500円/30分
定期研修	現任者研修年3回のほか，各言語別勉強会	医療機関での現任研修を実施（年1回）	公開セミナー	フォローアップ研修1～3回	現任研修を実施年3回（技術と知識）
出典	http://mickanagawa.web.fc2.com/	https://www.tabunkakyoto.org/	http://www.mief.or.jp/	http://www.aichi-iryou-tsuyaku-system.com/	https://www.city.hirakata.osaka.jp/0000006845.html

最後に，派遣通訳が利用可能な際には通訳費用が発生することは忘れないでください．これを病院負担とするのか，患者負担とするのかそれとも折半するのかなどの取り決めは，依頼前に病院や患者に確認しておく必要があります．

同伴通訳は院内通訳採用後も利用してOK！

外国語対応が必要な患者のうち同伴通訳を利用する割合は平均43.9％とされ（⇒巻末文献−その他2, p37），当院でも同伴通訳を利用することは少なくありません．院内通訳の不在時や帰宅後，またマイナー言語の場合などに患者のサポーターを期待することが理由です．

一方で訪日外国人となると同伴通訳は25％しかいないという報告もあり（⇒巻末文献−その他8），常に期待できるわけではありません．やはり同伴通訳に頼りきってコトバの院内整備をしないのはよくありません．

院内通訳の導入が進んだため同伴通訳を禁止している病院もあります．一方こうしたルールは，今まで利用していた同伴通訳を使えなくなる医師や看護師のストレスを増やす可能性があり，この点は院内で意見のすり合わせが必要でしょう．

ここまで院内通訳，派遣通訳，同伴通訳について記載しました．最後に3つの通訳について表2で確認してみましょう．

表2　院内通訳，派遣通訳，同伴通訳

	院内通訳	派遣通訳	同伴通訳
対応時間	平日日中なら突然の来院でも常時対応可能	予約制のため突然の来院は対応不可	同伴していれば24時間対応可能
対応言語	患者の母国語によって対応できない場合あり	患者の母国語通訳者がいれば対応可能	患者の母国語
料金	雇用のため院内コスト	有料	無料

電話通訳サービス

次に電話通訳サービスの利用について解説します．最近は電話よりも，タブレットを利用したテレビ電話通訳も主流になりつつあります．この電話通訳サービスは必ず導入してください．電話通訳サービスは24時間対応のものもあり，通訳不在時の強力なピンチヒッターとなります．さらに一部のマイナー言語にも対応している場合もありますので，頻度の高くない外国語は電話通訳サービスで対応するのはスマートな戦略です．

選択する言語に関しては，英語・中国語＋αを選んでください．＋αは在留外国人がよく話す言語や，英語や中国語以外に多い言語などです．前項Part2-1で述べた各医療機関で多い

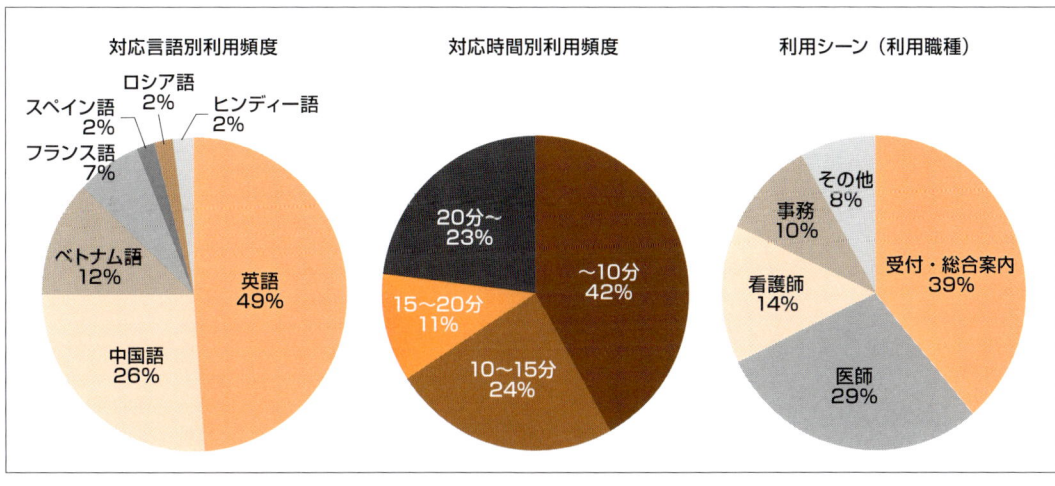

図2 電話通訳サービスの利用状況 (⇒巻末文献−その他9より引用)

言語を選ぶとよいでしょう．たいていの通訳サービスは英語と中国語を含んだ複数の言語対応をしています (⇒巻末文献−厚1, p57).

　電話通訳サービスの利用状況の調査によると英語の利用が最も多く，次に中国語と続きます (⇒巻末文献−その他9) (図2). 利用時間は10分未満（42％）が最も多いですが，20分を越える場合（23％）もあります．サービス使用料は通話時間と関連しますので採用の際には参考にするとよいでしょう．

　また利用環境としては，診察室以外の受付・総合案内（39％）など医療事務員による使用頻度も高いです．そのため採用前には必ず医師以外の医療事務員にも頻度の多い言語で試用をしてみてください．

Column

外国語の院内勉強会はすべきではない

　職員アンケートを取ると必ず「英会話教室を開いてほしい」といった記載が返ってきます．しかし医療業務に必要な英会話の習得には毎日3時間のトレーニングが1年間必要です．これは院内勉強会では不可能です．

　外国語の院内勉強会は効率が悪く効果も期待できないため，すべきではないと筆者は考えます．毎月1時間の外国語の院内勉強会をする時間とおカネがあれば，通訳をもう1人雇用できる予算となるはずです．

当院利用の電話通訳サービスの例

　よく受ける質問が，どの電話通訳サービスを導入すればよいかという質問です．そこで当院で利用している電話通訳サービスを掲載しますので参考にしてください．

当院で利用している電話通訳サービス（2019年7月現在）　料金は1台あたりの価格

1）みえる通訳　2台
- 基本料金　26,000円/月　定額制　スタンダードプラン（かけ放題）
- 英語，中国語，韓国語，ポルトガル語，スペイン語（24時間対応）
- ロシア語，タイ語，ベトナム語，フランス語，タガログ語（10時〜18/19時，一部平日のみ対応）
- ※「医療通訳オプション」の設定も別料金で可能だが（35,000円/月），対応時間が狭いため未使用

2）どこでも通訳　5台
- 基本料金　3,000円/月，10分無料，以降1分300円の従量制
- 英語，中国語，韓国語，ポルトガル語，スペイン語（24時間対応）
- ロシア語，タイ語，ベトナム語，フランス語，フィリピン語，ヒンズー語，ネパール語（9/10/11時〜18/19/20時，一部平日のみ対応）
- 三者電話通訳オプション付き

3）日本病院会の電話医療通訳（https://www.hospital.or.jp/pdf/00_20180719_01.pdf）
- 基本料金　16,200円/月　定額制
- 英語，中国語，韓国語，ベトナム語，ネパール語，タガログ語，スペイン語，ポルトガル語，インドネシア語，イタリア語，フランス語，ドイツ語，ロシア語，タイ語，マレー語（すべて24時間対応）
- 当院では「唯一の医療通訳」の電話通訳サービス

　以上の電話通訳を複数台契約して，状況によって使い分けています．

採用前に必ず試用を繰り返す

　どの電話通訳サービスを利用するか決める前に試用することはとても重要です．一度採用するとその後の変更は大変なので，試用で使い倒してから採用するぐらいの気持ちでいましょう．試用はさまざまな医療事務員を含めた利用頻度の高い多部署で行い判断します．

　英語の試用は英語が得意で**ない**研修医に外国人患者役をお願いしても対応できるようなら，

合格としています．これは英語が母国語でなく第2外国語での利用が多いためです．

　また英語対応ができても，それ以外の中国語や，よく使う言語がうまくいくかを試す必要があります．当院では中国語とロシア語のニーズが高いため，院内通訳者にも入ってもらい評価をしています．

　英語以外の言語を話す方が院内にいない場合は，同伴通訳者がいればお願いして電話通訳サービスがある程度正確に通訳できているかを確認してもよいでしょう．

機械通訳は院内利用しない

　過去にスマートフォンの機械通訳を使い，その場をしのいだ経験がある読者も少なくないと思います．**しかし2019年の時点で機械通訳を外国人医療で利用することはおすすめしません**．その理由は2つあります．

　1つ目はICTが多言語医療通訳としてまだ不十分だからです．技術の進歩はすさまじく，英語⇔日本語なら対応可能なアプリは多いです．しかし中国語や当院で多いロシア語の通訳を試すと全く役立ちません．また医療に特化したという機械通訳ソフトでも，さまざまな院内部署で試用すると多職種が喜ぶ通訳補助としては不十分です．

　2つ目の理由は時間がかかりストレスが多いためです．機械通訳は誤訳の場合に一度それを消去し，また入力し直す作業が非常にストレスです．翻訳自体のスピードは速くても誤訳が1回でもあると修正に非常に時間がとられます．そのため機械通訳の方がアナログの問診表より時間がかかるという報告もあります（⇒巻末文献−その他10）．

　機械通訳は道を尋ねるぐらいの簡単な要求なら，自己責任で使うのであれば良い道具かもしれません．しかし医療現場での利用はオススメしません．看護師がアナフィラキシーの患者の症状を聞くのに機械通訳で10分以上かかったというヒヤリハットもありました．

　最後に，病院用の外国語会話集も院内利用はおすすめしません．言葉を探すのに非常に時間がかかり，会話集どおりに進まず脱線すると途端に使えなくなるためです（⇒巻末文献−その他11）．

まとめ

- ☑ まず電話通訳サービスを導入して英語と中国語＋αを対応する
- ☑ 訪日外国人＞50人/年，在留外国人＞100人/年ならば院内通訳の雇用を検討する
- ☑ 院内通訳は医療事務員の兼任業務として雇用し，電話通訳サービスと併用する
- ☑ 同伴通訳は頼ってOK，ICTは頼りにはしない

　院内通訳や電話通訳サービスの導入が決まれば，いよいよ本格的な外国人診療の始まりです．次項からはこうした通訳の導入後の運用について解説していきます．

コトバの問題解決
2) 通訳の利用法

院内通訳の働き方

　院内通訳を医療事務員兼任で採用した場合は，まず医療事務の仕事を覚えてもらいます．これにより外国人患者の来院時に受付や会計を任せることが可能となります．イメージとしては外国人が訪れる高級ホテルのコンシェルジュ．サービスを提供する人が通訳を兼ねていることでスムーズな対応が可能です．

　さらに院内通訳は受付をすませた後，外国人患者さんに付き添ってもらいます．診察，検査，薬局と各部署で通訳対応し，最後は会計をすませるところまでを業務とします．筆者はこれを「コンシェルジュ通訳」と呼んでいます．

　コンシェルジュ通訳は患者さんが喜ぶだけでなく，行く先々で院内通訳が同伴するため医療者からも非常に感謝されます．会計時は高額医療であっても，自分だけの通訳が同伴したのであれば納得の金額となります．

　さらにコンシェルジュ通訳は待ち時間短縮につながるというメリットもあります．院内通訳が同伴している患者さんを待たせると，その職員の非生産時間となります．これはもったいないので，コンシェルジュ通訳の同伴患者は優先診察にしてもらいます．日本人患者もじつは外国人患者と一緒に待合室で待つことに慣れていないため，外国人診療をファストパスとするのがwin–winな診療です．

Column

北京語と広東語の使い分けは必要か？

　中国語には北京語と広東語があり，漢字表記は同じでも発音が異なります．では中国語の通訳の場合に北京語と広東語に使い分けは必要なのでしょうか？
　答えは北京語だけでOKです．
　一般的に北京語が標準語，広東語は南部の方言という位置づけです．そのため中

国人であれば北京語なら通じるので，当院の通訳者が使っているのは北京語です．同様の理由で中国語を話す台湾人も北京語で対応します．東南アジアで第二外国語が中国語の患者さんも北京語で対応可能です．

院内通訳の通訳以外の業務

院内通訳導入後，外国人患者が来院していない時間帯もあります．その際は一般事務職にではなく院内通訳に次のような業務を依頼し，外国人診療の準備を進めるとよいでしょう．

> **院内通訳の外国人患者不在時の業務**
> ① 書類の翻訳：各種同意書，診断書，問診票など（次項Part2-4で詳しく解説）
> ② 外国人患者のデータ集め（Part2-1で前述）
> ③ 各部署への電話通訳サービスのデモンストレーション（本項で解説）
> ④ 医療通訳の資格取得の準備（本項で解説）

逆に院内通訳導入後に予想以上に外国人患者が増え，業務が院内通訳に終始する場合もあるでしょう．こうした状態が続けば2人目の通訳を雇用するタイミングです．この際にも「なんだか最近忙しい」ではなく，外国人患者数と言語，さらには重複受診した外国人患者の待機時間などが雇用に必要な数字となります．

最終的には通訳：事務作業の割合は3：7〜7：3ぐらいになるように調整するのが理想的です．

医療通訳の資格取得

外国人患者の受診とともに院内通訳は医療に特化した通訳業務が必要になります．そのため院内通訳の職員は医療通訳の資格獲得をめざしてください．医療通訳は，①手術など侵襲の高い治療の説明，②HIVの告知や癌の告知などプライベートな病状説明，③予後宣告・死亡宣告，が主な適応となります．

同伴通訳や多くの電話通訳サービスは医療通訳でないため，こうした重要な病状説明が必要ならば，緊急でなければ日程調整して医療通訳を利用するのがベターです．院内に医療通訳がいない場合や対応できないマイナー言語では派遣通訳も利用可能ですが，通訳者が患者と同じコミュニティーの知人である場合もあり，患者のプライバシーについては十分な配慮が必要です（⇒巻末文献-その他12）．

こうした通訳の使い分けは現場の医師に委ねられます．病院によっては「手術説明は医療通

訳を利用する」というルールを決めても，外科医から「同伴通訳がいればそちらの方が楽なので，あまりそうしたルールは作らないでほしい」と言われる場合もあります．また院内通訳の業務が多い場合は，ルール決めをしたのに時間が合わないなどの状況になってしまっては本末転倒です．慎重な準備と当該部署の話し合いが必要となります．

Column

医療通訳はココが違う！

平成28年度から日本でも厚生労働省が医療通訳の認証を開始しました．日本以外で医療通訳の認証制度があるのはアメリカ，スイス，スウェーデンなどの一部の国に限られます（⇒巻末文献－その他5, p36）．世界でも限られた資格制度の導入は，行政が外国人診療の言語対応に本腰を入れている証拠です．

では医療通訳は，その資格を有しない場合と何が違うのでしょうか？まず，医療通訳は「一語一句漏れなく訳す」というのが原則です．これが一般通訳の場合はわからない単語は省いてしまうケースがあります．

同伴通訳利用時に日本語でたくさん話しているのに，翻訳後の言葉数が少ない場合は省かれている可能性があります．医療通訳はわからない単語を減らすため，難しい診療内容の場合は事前に予習もしますが，一般通訳ではここまではしません．

また医療通訳は守秘義務を徹底されます．これが同伴通訳では徹底できません．また，診察後に患者が通訳者を捕まえてあれこれ診療に関する質問することは少なくありません．同伴通訳だと，自分の意見を伝えてしまいますがこれはNG．通訳者は医師ではないため，医師・患者・通訳者の3人が揃っていない場所では診療に関する会話はしないことを医療通訳では徹底します．

通訳中の正確性だけでなく，**通訳後の守秘義務**や**患者権利の擁護**にも対応するところが医療通訳の特徴といえます．病院は院内通訳の資格取得をサポートし，研修中は業務とするなどの配慮が求められます．

〈医療通訳の申し込みはこちらを参考〉
https://www.mhlw.go.jp/stf/seisakunitsuite/bunya/0000056944.html

電話通訳サービスの利用法

院内通訳を雇用しても夜間休日や，院内通訳非対応言語では電話通訳サービスを利用します．利用者は受付事務や外来医師・看護師だけでなく，臨床検査技師，薬剤師，さらに入院時にはすべての病棟スタッフと多岐にわたります．

そのため，すべての医療者が電話通訳サービスを使えるようにする必要があります．目標は電話通訳サービスを電子カルテ操作と同じぐらい使いこなすことです．

　ただ，この電話通訳サービスの初期導入にあたって筆者は非常に苦労しました．自身の失敗談を踏まえて，当院の電話通訳サービスの導入のお話をします．まず機種はテレビ電話型のタブレットを複数台準備しました．試用でも回線は早く，音声もクリアで非常に使いやすいものでした．

　これを各部署に配置，数カ月後に感想を聞くと「まだ使っていない」「あるのは知っているけど，院内通訳は待てば来るので使わない」といったレスポンスでした．優れた通訳システムだと自信があっただけに，使われない現状に肩を落としました．

　しかし，使ってもらわないわけにはいきません．そこで筆者と院内通訳が一緒に電話通訳サービスのタブレットを抱えて各部署へ出向き，デモンストレーションを行いました．反応は上々で一部の人からは非常に感謝されました．一方で数名の職員から「こんなのは使えない」「機械の導入でなく院内通訳を増やすべきだ」などの否定的なコメントもありました．

　しかし病院職員や患者さんのために良いコトをしている自信はありました．そこで，一部の否定的な意見は受け流し，実直にデモンストレーションを続けました．しばらくすると皆が電話通訳サービスを使うようになり否定的な意見はとても少なくなりました．最終的には電話通訳サービスの使い方を部署内で教え合うようになりました．

　この電話通訳サービス，ただ買い与えるのでは準備として不十分というのが筆者の反省点です．電話通訳サービスの導入時は，利用者へ何度もデモンストレーションをしてなんとか使ってもらえるようにサポートできるかが重要なのです．

Column

救急隊員が利用する翻訳システム

　筆者は救急医でもあり，救急隊から外国人搬送について相談を受ける機会が多いです．その際に話題にあがるのが，彼らが使っている「VoiceTra（ボイストラ）」です．VoiceTraは多言語翻訳システムの機械通訳です．総務省は2020年のオリンピックイヤーまでに全国の救急隊の60％へ配布することを目標にしています（⇒巻末文献–観2, p225）．

　しかし現場の救急隊からの評判は非常に厳しいものです．「屋外だと遠くの車の音がするだけでも機械通訳がうまく反応しない…」「サイレンを鳴らすと使えない…」といった音声入力の欠点を彼らは指摘します．筆者も何度か試用をしましたが，たしかに静かな会議室では良くても騒然とした搬送現場で使うデバイスとしては使いにくかったです．

　こうした機械通訳導入の前に一部の救急隊にデモンストレーションはあったでしょう．しかし現場の救急隊にとっては「トップが決めた使いにくい道具でなんとかしないといけない…」というのが本音のようです．

コトバのマニュアルを"見える化"し，使ってもらうまでが準備

　院内通訳や電話通訳サービスの導入後には，「どうやって院内通訳を呼べばよいのか？」「電話通訳サービスとの使い分けはどうなっているのか？」という質問が出てきます．そこでコトバのサービスのマニュアルを作成しましょう．以下に例を示します．

　記載はできる限りシンプルにするのが理想です．また緊急時とはどのような場合か（患者死亡時，緊急手術時，生命にかかわる病態の場合など）取り決めしておくとよいです．

　あくまで参考なのですが，筆者の経験では院内通訳のオンコール体制を設けても，担当医は現場の同伴通訳や電話通訳サービスでなんとか乗り越えることが多く，思ったほど院内通訳を呼び出すことは少ないです．

通訳を利用するときの話し方のコツ

　日本語でも医師から患者へ病気の説明をするのは難しいものです．まして通訳を介してとなるとなおさらです．そこで医師が通訳利用時に注意することを解説していきます．

1）医師のコトバを一字一句翻訳するようお願いする

　特に，通訳者の感情や意見を交えず伝えるようにお願いします．このことは特に同伴通訳や電話通訳サービスなど医療通訳ではない通訳者へお願いするようにしています（医療通訳の方には不要です）．

2）電話通訳サービスでは最初に状況説明をする

　医師が把握している状況も，電話通訳者は病院のどこで相手が誰かわかりません．まずは病院のどこなのか，自分が何科の医師で，説明相手が患者なのか家族なのかを説明しましょう．

3）通訳しやすい日本語で話す

　主語と述語がはっきりした短い文で話します．文は1つ1つ区切って通訳してもらいます．あいまいな表現は避け「○○の可能性は否定できない」，「◇◇はダメではない」など，二重否定は使わないようにしましょう．また擬音・擬態語は翻訳が難しいので使わないようにします．

画像や検査結果は必ず見せる

　自由診療では高額医療となるため実施した検査の結果は必ず提示します．また説明時にも視覚に訴える情報は理解してもらいやすいです．例えば外傷のレントゲン検査などは骨折の有無の説明時に非常に有効となり，写真があると説明が淡泊でも理解してもらえますので，必ず供覧するようにしましょう．

まとめ

- ☑ 院内通訳採用後は医療通訳の資格を取れるように病院がバックアップすべし
- ☑ 院内通訳の通訳以外の業務を決めておくこと（書類の翻訳や外国人データ集めなど）
- ☑ 電話通訳サービスは導入後に使用してもらうためのデモンストレーションが必要
- ☑ コトバのマニュアルを"見える化"し，使ってもらうまでが準備

　筆者の経験では十分な準備をしてもそれを使ってもらうのが非常に大変で，失敗も多かったです．労力はコトバの準備が3割，利用を軌道に乗せるのが7割ぐらいです．導入直後は大変でも，ある程度は頑張れば軌道に乗りますので粘り強く対応していきましょう．

　さて，院内通訳を採用した後は事務作業での外国語文章の書類作成が始まります．何から手をつければよいか？ この点について，次項でさらに詳しく解説していきます．

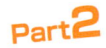

コトバの問題解決
3) 書類の作成

ここがポイント！

☑ 外国人診療で必要な書類を使用用途や重要度が高い順番で作成する

☑ 最初に作る書類は，①診療申込書，②診断書の雛形（英語），③領収書（英語）

☑ 次に作る書類は，④問診票と同意書で，使用頻度の高いものを翻訳する

コトバの問題解決について，最後に外国人患者に使用する書類作成について解説します．書類は多岐にわたるため，使用頻度や重要度が高いものから優先順位をつけ作成します．

特に①**診療申込書**，②**診断書の雛形（英語）**，③**領収証（英語）**の3つは早急に必要となるので最初に準備しましょう．これらが作成できた段階で，④**問診票と同意書**で特に利用頻度の高い種類を作成します．ではこれらの書類の作成について詳しくみていきましょう．

①診療申込書（診療同意書）

日本人とは別の診療申込書を外国人患者用に作成します．参考として当院の中国人用の書類を掲載します．日本人と異なる点について確認してください（図1）．

まず名前はアルファベットで記載してもらいます．このときに訪日外国人ではパスポートと同じ綴りか確認しましょう．違うと保険が使えないこともあります．さらに海外旅行保険の有無，母国語，対応可能言語など各項目を埋めて情報を集めます．外国語で表記されても読めないため，名前住所以外は可能な範囲で選択式にするとよいでしょう．

さらに当院では診療申込書に診療同意書の内容を組み込んでいます．トラブル発生時は日本の法律に基づくことや，医師の推奨する医療の拒否時に病院が責任を負わないという内容です．これ以外にも，日本の細かな病院のルールは別紙で説明しています．診療申込書は診療同意書と診療説明書を併用することで，法的に病院や医療者を守るだけでなく，異国の地の医療を患者さんに理解してもらうことが可能です．

参考例として当院の診療申込書（図1）と診療説明書（図2）を掲載します．皆さんの医療機関でも当該部署と話し合い作成に役立ててください．こうした書類は初版作成後も外国人診療の開始後に適時追記・修正が必要となります．定期的に改訂版が必要かどうかの見直しをしてブラッシュアップしていきましょう．

就诊申请表／診療申込書

| 就诊号码
カルテ番号 | O O 7 | | | 受診日付：20　　年　　月　　日
请用正楷书写／楷書体ではっきりと記入して下さい。 |

| 希望就诊科室／希望される診療科 | |

| 姓　名 | 姓　　　　　　　　　名 | | 国　籍 | |

| 性　別 | □男　　　　□女 | 出生日期／生年月日 | 年　　　　　月　　　　　日 |

| 电话号码／電話番号 | 国家区号／国番号 | |

| 常住地址
／ご住所 | 邮编／郵便番号 | |

＊ 请用正楷书写。因地址错漏、无法辨认等患者一方原因导致任何问题时，请恕本院概不负责。
／楷書体でご記入下さい。ご連絡先が読めない場合に発生する全ての問題に関して、当院は責任を負いかねますので、ご了承ください。

| 日本居住地址
／日本滞在先 | |

| 紧急联系人姓名
／緊急連絡先氏名 | 姓　　　　　　　　　名 | 与患者的关系
／患者との関係 | |

| 紧急联系电话
／緊急連絡先 | 国家区号／国番号 | |

| 希望使用语言顺序
／希望対応言語順 | 1 | 2（有的话／あれば） | 母语
／母語 | |

| 有日本居民保险证吗？
／日本の保険証をお持ちですか？ | □ 有／はい（有请出示，需复印／あれば、コピーをとらせて頂きます。）
□ 没有／いいえ |

本院侵袭性治疗（手术、全身麻醉等）须单独签署同意书，其他医疗行为陈述如下，烦请一并确认。详情参见附件。
／ 当院では侵襲的な治療（手術、全身麻酔等）の場合においては個別に同意書を頂いておりますが、下記の項目は包括同意として取扱いを行っております。詳細は別紙添付資料ご確認ください。

1. 关于各项微创检查处理／低侵襲の検査、処置の取り扱いについて	
2. 本人自愿承担因拒绝院方提供的检查和治疗而导致的一切后果，院方不负任何责任。 ／ 医師より提示された検査・治療を拒否した場合起こり得る一切の問題について病院にその責を問わないことに同意します。	□已确认／ 確認しました
3. 就诊期间发生任何问题，按照日本法律由法院做出相应裁决。 ／ 診療において問題が生じた場合、日本の法律に従い日本国内の裁判所において対応させていただきます。	

| 4. 可能有实习医生等实习生参与诊疗／研修生及び実習生が、
診療に関する可能性があること | □ 同意／同意します　　□ 不同意／同意しません |
| 5. 关于个人信息／個人情報（患者情報）の取扱いについて | □ 同意／同意します　　□ 不同意／同意しません |

日期／日付：　　　　年　　　　月　　　　日　　签名／署名：

未成年的患者，请父母或法定监护人签字。／未成年の場合は、患者様の親もしくは認められた保護者の名前を記入してください。

外国人患者で発生しうる問題について事前同意を確認

図1　中国人患者用の診療申込書（診療同意書）（参考：当院使用例）

札幌東徳洲会病院での受診に関する診療説明書

　この説明書は、札幌東徳洲会病院での受診にあたり、一般的に患者様に必要な事項について説明するものです。下記の内容についてご不明な点や疑問点がございましたら、その都度お問い合わせください。また、説明内容を聞いた上で納得いただけない場合は、受診を断ることができます。

１．治療及び検査等について
　(1)　検査・処置等の結果により、入院・通院が必要であると判断される場合があります。また状況により、他院への転院が必要な場合もあります。
　(2)　その都度、治療の意義と治療により生じるリスクについて、医師またはスタッフからその説明を行います。説明に納得いただいた場合のみ治療をお受け下さい。
　(3)　ご自身の都合で入院、通院できない場合または治療を自己中断される場合は、治療が適切に行われない、或いは診療に関する診断書及び証明書発行に支障が出るなど、様々なリスクが生じることがあります。

２．費用について
　(1)　日本の健康保険資格を有していない外国人患者様の診療については、全額自己負担として請求させていただきます。
　(2)　診察終了後は、遅滞なく医療費を精算するものとします。ご入院時は、一週間に一度お支払いをお願いします。
　(3)　治療を中断された場合または期待された診断・治療に至らない場合でも、それまでに当院で受けた医療行為に対する医療費は、すべてお支払いいただきます。
　(4)　合併症または予期せぬ病状悪化により治療期間が延びる可能性があります。その場合に必要となる医療費、滞在費、在留期間延長手続きに伴う経費等については、患者様自身にご負担いただきます。

３．通訳及び翻訳について
　(1)　当院では、前医の診療情報（データ）を翻訳するサービスは行っておりません。
　(2)　診療に必要となる診療情報（データ）が適切に翻訳されていない場合は、当院での診断精度に影響が生じる場合があります。その場合、追加検査に時間と費用がかかりますので、予めご了承願います。
　(3)　当院では、平日 8 時 30 分〜 17 時 00 分、土曜日 8 時 30 分〜 12 時 30 分のみ通訳担当職員が勤務しておりますが、人数に限りがあるため通訳職員によるサービスを提供出来ない場合があります。その場合、翻訳ツールを利用しての対応となるためコミュニケーションが取りにくい状態が発生する可能性があります。できる限り通訳者も同行いただくようお願いします。
　(4)　患者様付添いのご家族（未成年含む）や知人及び関係者が通訳を行う場合に、患者様に関わる重大な内容の告知等により精神的負担が生じる可能性がある点を予めご了承います。
　(5)　当院は、通訳の誤訳に伴う医療上の責任は一切負いません。
　(6)　患者様が通訳サービスを希望しない場合でも、病院側が通訳を必要だと判断した場合、職員通訳や端末医療通訳を利用させていただくこと。

４．個人情報について
　(1)　診療を行うにあたり知り得た患者様の個人情報は、「札幌東徳洲会病院、個人情報保護規程」に基づき厳守いたしますが、他の医療機関または介護施設等との連携上必要な情報については、情報提供する場合があります。

５．その他
　(1)　社会的ルール及び病院の規則を守り、職員の指示には従って下さい。また、他の患者様の療養環境を妨げる行為または迷惑になる行為は慎んで下さい。
　(2)　当院で使用する説明書及び同意書は、本説明書及び同意書を含め日本語が正文となります。他の言語により訳文が作成された場合であっても、正文の解釈には何らの影響も及ぼしません。
　(3)　当院で使用する説明書及び同意書は日本法を準拠法とし、これに従って解釈されるものとします。また、札幌東徳洲会病院の診療から生じる一切の紛争については、日本の札幌地方裁判所を第一審の専属的合意管轄裁判所といたします。

図2　外国人患者向けの診療説明書（左ページ：日本語，右ページ：中国語）（参考：当院使用例）

札幌东德洲会医院就诊说明

　　现就札幌东德洲会医院（下文简称本院）就诊相关事项说明如下。如有不明之处或任何疑问，敬请垂询。在相关医护人员做出解释说明后，如不认同，可拒绝就诊。

一、检查及治疗
　1. 根据检查、处理等结果，可能需要定期来院就诊或住院。根据病情不同，也有可能需要转院进行治疗。
　2. 医护人员会就治疗效果及风险做出详细说明，患者知情同意后，方可开始诊疗。
　3. 因个人原因，患者无法定期来院就诊，或者自行中断治疗时，可能产生各种负面影响，例如：治疗不够全面彻底，无法出具诊断证明和其他相关证明文件等。

二、费用
　1. 无日本健康保险的外国人患者，诊疗费全额自付。
　2. 门诊病人请于检查诊疗结束后，支付相关医疗费用。住院病人，医疗费用一周一结。
　3. 中断治疗或未达到预期治疗效果，患者仍需支付已经产生的各种医疗费用。
　4. 并发症或突发病情恶化可能导致治疗期间延长。延长期间所产生的医疗费、生活费及签证延期等相关一切费用均由患者负担。

三、翻译（包括口译、笔译）
　1. 本院对院外诊疗信息（数据），不提供翻译服务。
　2. 若您提供的诊疗信息（数据）翻译有误，可能影响诊断准确度，本院会追加相关检查，可能产生额外费用并延长就诊时间，请知晓理解。
　3. 本院周一至周五 8:30-17:00、周六 8:30-12:30 时间段内（均为日本时间）有翻译人员，但受限于人数，不能保证向所有患者都提供随行口译服务。无翻译人员随行口译时，会通过在线视频翻译等方式进行交流，口译效率可能会有所下降。因此，为了确保您高效顺利就诊，请尽量带翻译陪同就诊。
　4. 患者就诊时，如果随行家属（含括未成年）或友人及相关人士为其翻译过程中，在转达患者病危等重大医疗信息时有可能对翻译者造成精神压力，请事先知晓。
　5. 本院不承担因翻译失误而导致的一切医疗责任。
　6. 即使患者一方声称不需要翻译服务，但医院一方认为需要时，请允许本院工作人员或使用各种终端翻译设备为您翻译。

四、个人信息
　本院对于患者个人信息，会严格遵照《札幌东德洲会医院个人信息保护规则》恪守保密义务。但是，当需与其他医疗机构或看护机构协同配合时，可能会向其提供必要的患者个人信息。

五、其他
　1. 请遵守社会秩序和医院各项规章制度，听从医护人员的指示。不做妨碍其他患者休养或骚扰他人的行为。
　2. 本院说明书及同意书，包括本文在内，均以日语版本为准，译文版本仅供理解参考，也不对日语正文解释产生任何影响。
　3. 本院说明书及同意书以日本法律为准，据其解释。关于在本院就诊期间发生的一切纠纷，一审判权归日本札幌地方法院所有。

②診断書

次に海外旅行保険会社宛ての診断書の作成法について記載します．なお，航空機搭乗に必要なMEDIFという診断書についてはPart3-2の緊急帰国支援の項で解説します．保険会社宛ての診断書は英語で作成します．初回作成時は各病院のフォーマットで作成し，保険会社の規定のものでなくてかまいません．

診断書に保険会社が求める内容は「海外旅行で起こった不慮の病気や怪我かどうか」の情報です．そのため①患者名，②診断名に加え，③受診日，④受診理由を記載します．さらに可能であれば⑤検査・治療内容を記載します．最後に⑥医師の自筆サインをして完成です（表1）．

原則として**本人の証言からしか証明できないことは書かない**（書けない）ことは重要なので覚えておきましょう．表1に各項目についての注意事項を記載しますので確認してください．

表1　診断書作成時の注意事項

① 患者名	パスポートと同じ綴りかチェック． ここが間違っていると保険がおりません．
② 診断名	診断がついていない場合はわかる範囲での暫定診断でかまいません．既往歴の急性増悪は保険がおりないことが多く，本人の証言からしか証明できないため，筆者は原則記載していません．
③ 受診日	事故日は救急隊の搬送記録があれば記載してもよいですが，発症日は本人の証言からしか証明できないため記載していません．この点も，上記したように発症が旅程前の場合であれば旅行中の疾病と評価されないためです．
④ 受診理由	「発熱」「腹痛」「転倒して四肢痛」などになります．
⑤ その他	診断にあたり実施した検査や治療があれば簡潔に記載します．
⑥ 署名	ハンコではなく医師の自筆の署名が必要ですので忘れずにサインします．

後日，既往歴や発症日などの問い合わせがあった場合はカルテに記載している範囲で「本人の言うところによると○○」，と記載するか「不明（Unknown）」と書きます．

また入院中では保険会社規定の診断書の作成を求められる場合もあります．入院中で退院日が未定の場合には**退院見込日を書いてはいけません**．わからないなら「Unknown（わからない）」とだけ記載します．また医師のライセンスナンバーを聞かれることもありますが，医師免許の番号を記載すればOKです．

<診断書をすぐに書いてもらう理由と依頼方法>

旅行中の外国人患者にとって，診断書を後から取りに来ることは困難です．会計時にはなんとか発行してもらわないと費用請求できないため，特に高額の場合は要求されます．一方で日本人の場合では診断書を診察後すぐに作成しない病院も多いでしょう．そのような病院では外国人だからといっても診断書（しかも英語で！）の記載を医療事務員が医師へリクエストしても，なかなか作成してもらえないケースもあります．

ID

MEDICAL CERTIFICATE

PATIENT: NAME：NOBUTAKA MASUI

SEX：M

DATE OF BIRTH：Jan. 5 1978

NATIONALITY：

Diagnosis:

This is to certify that NOBUTAKA MASUI is having

a diagnosis of

He visited our hospital on【受 診 日を入力】because of【主 訴を入力】. The physical examinations and some tests indicated the【診 断 名を入力】. He is going back to the【国 籍を入力】in the【自国に戻るまでの日数を入力】days. We certificate that he can get on an air plane.

以下に必要事項を入力してください
注）必ず医師が手入力してください

		英語 or ローマ字で入力
1)	患 者 氏 名	
2)	国　　籍	
3)	受 診 日	
4)	主　　訴	
5)	診 断 名	
6)	自国に戻るまでの日数	

> 必要項目を記載すると診断書が完成するような雛形があるとよい

図4　英語診断書の雛形の見本イメージ

　そこで重要なのが，英語の雛形を作っておくことです（図4）.「各項目を入力するだけですから…」と記載のハードルを下げるのは有用な方法です．また後日対応すると保険会社規定の診断書を作成しなければならなくなり医師の負担がむしろ増えてしまうなど，即日発行の方が仕事が楽だというコトを伝えると対応してもらえるかもしれません．

　医療事務の方に知っておいてほしいのは，じつは日本語ですら診断書の書き方をきちんと教わっている医師はいないというコトです．先輩の見様見真似で，時には間違って書いている若

い医師も少なくありません．そこで上記のような情報と，誰でも作成可能な雛形が役に立つのです．

　なお，筆者の経験ですが，中国人は日本語の診断書でも大丈夫なことが多いです．中国人に限りどうしても英語での記載が難しいなら日本語の書類を記載してもらい，その場をしのぐことも戦略の一つです．

診 療 費 領 収 書

患者様名　　　NOBUTAKA MASUI　　　様

請求書	請求期間	
	開始日	終了日
2019/4/5	2019/4/5	2019/4/5

領収金額　　　¥124,540

種　別	料　金	（備考）
診　察　料	¥15,240	
投　薬　料	¥0	
注　射　料	¥2,360	
処　置　料	¥0	
手　術　料	¥0	
麻　酔　料	¥0	
検　査　料	¥38,080	
病理診断料	¥0	
画像診断料	¥52,720	
放射線治療	¥0	
リハビリ	¥0	
そ　の　他	¥16,140	
入　院　料	¥0	
食　事　料	¥0	
諸雑費（文書料等）	¥0	
室　　料	¥0	
合計(TOTAL)	¥124,540	

上記の金額を領収いたしました。

医療法人徳洲会 札幌東徳洲会病院
〒065-0033 札幌市東区北33条東14丁目3−1
Tel.：+81-11-722-1110

指定印の押印がないものは無効

図3　領収書は日本語作成後に英語変換できるようにしておく（参考：当院使用例）
日本語で作成（左ページ）後にワンクリックで英語版（右ページ）へ変換

③領収書（英語）

　海外旅行保険使用時は英語領収書が必須となります．当院では公的保険用の日本人向け領収書とは別に用意して，英語領収書のみ手渡ししています．

　当院では日本語で料金を入力し，英語に自動変換される領収書のテンプレートを準備しています（図3）．なお，在留外国人で公的保険の場合は通常の日本人用の領収書で対応します．

RECEIPT

NAME:　　NOBUTAKA MASUI

DATE OF BILLING	BILLING PERIOD	
	FROM	TO
2019/4/5	2019/4/5	2019/4/5

Received Sum:　　¥124,540

ITEM	PRICE	REMARKS
First/Subsequent Visit Fees	¥15,240	
Medication	¥0	
Injections	¥2,360	
Medical Treatment	¥0	
Surgery	¥0	
Anesthesia	¥0	
Examinations	¥38,080	
Pathological Diagnosis	¥0	
Diagnostic Imaging	¥52,720	
Radiotherapy	¥0	
Rehabilitation	¥0	
Others	¥16,140	
Admission Charges, etc.	¥0	
Dietary Therapy	¥0	
Sundry Expenses (Documentations, etc.)	¥0	
Room Charges	¥0	
合計(TOTAL)	¥124,540	

I/We hereby received the total sum as stated above.

Tokushukai Medical Corporation
 Sapporo Higashi Tokushukai Hospital
3-1, Kita 33 Higashi 14, Higashi-ku
Sapporo, Hokkaido 065-0033 JAPAN
Tel. : +81-11-722-1110

INVALID
IF NOT
STAMPED

④問診票

　診療申込書，診断書，領収書の準備が進んだら，次は問診票と診療同意書の作成に取りかかります．

　問診票は受診の多い診療科から作成します．訪日外国人の場合は，病気の主訴は発熱や消化器症状が多いため，一般内科や消化器内科で利用しているものがあればそれを翻訳しましょう．怪我の場合は四肢外傷が多いため整形外科のものを利用するのも一つです．

　診療申込書と同様に，自由記載にすると外国語を読めないため，可能な範囲で選択式にします．選択肢となる外国語の下に日本語を書いておくことも大切です．参考として当院の問診票を掲載します（図5）．診療同意書についても同様に，頻度の高い種類と言語を優先的に作成します．当院で最初に作成したのは造影CTの診療同意書でした（図6）．

　準備が間に合わない場合や，マイナー言語など使用頻度の低い書類は厚生労働省のホームページにある雛形の利用も可能ですので参考にするとよいです．5カ国で52種類の各文書がPDF形式とWord形式で無料配布されており，各病院が使いやすいように編集して利用することも可能です (⇒巻末文献 - 厚2)．

厚生労働省が用意した書類の雛形

厚生労働省：外国人向け多言語説明資料　一覧 (⇒巻末文献 - 厚2)

 https://www.mhlw.go.jp/stf/seisakunitsuite/bunya/kenkou_iryou/iryou/kokusai/setsumei-ml.html

---

まとめ

☑ 外国人患者用の書類は重要性と頻度の高いものから順に作成する

☑ 診療申込書や問診票など医療者が読む外国語文章では日本語を併記し，可能な範囲で選択式で記載してもらい，自由記載を減らすようにする

☑ 領収書と診断書は英語で雛形を作成し誰もが利用できるように準備する

　以上，Part2-2～2-4で最も重要なコトバの問題の解決法を解説しました．次のPart2-5とPart2-6では2番目に重要なおカネの問題の解決法を解説します．

Medical Questionnaire (Adult)

受付時間（　　：　　）

※Please fill in this form. Please look on the reverse side also.

IN：

Nationality			Sex	Body Temperature			℃
Name			M ・ F	Date of Birth	Y　　　M　　　D Age（　　　）		

Patient entry column

What are your symptoms?	
Do you have any food or medication allergies?	Yes（　　　　　　　　　　　）・No
Are you currently taking medication?	Yes（　　　　　　　　　　　）・No
What illnesses have you had in the past?	Yes（　　　　　　　　　　　）・No
When was the last time to eat something?	
Do you smoke?	Yes（　　pieces/Day×　　Years）・No ・ gave up smoking
Do you drink liquor?	Yes（　　　　　　　bottles/Day）・Sometimes ・ No
Are you pregnant?	Yes ・ No ・ uncertain

- -1 札幌在住ですか？旅行者ですか？/　Now in Sapporo as a □Resident 在住　□Tourist 旅行者
- -2 旅行の場合、団体or 個人？/　You are traveling　□in group 団体　□on your own 個人
- -3 札幌にはいつからいつまでいますか？/Staying in Sapporo from　　to　　(m/d) 月/日
- -4 日本にはいつからいつまでいますか？/Staying in Japan from　　to　　(m/d) 月/日

看護師記入欄　B（背景）

看護師接触時間（　　：　　）/ 再トリアージ予定時間（　　：　　）　医師診察時間（　　：　　）

第一印象 □顔面蒼白・チアノーゼ □苦悶様表情 □ぐったり □歩行困難 □努力呼吸・異常呼吸 □重症感なし

感染対策の必要性 □あり □なし

現病歴（O：発症様式　P：増悪・寛解因子　Q：症状の性質　R：場所・随伴症状　S：疼痛スコア　T：時間　T：治療）

※疼痛スコア（0・1・2・3・4・5・6・7・8・9・10）　□急性 □慢性 □深在性 □浅在性

BT　　　℃	補足因子	
JCS　　　点		1. 疼痛　　6. 腫脹
GCS　　　点（E　　V　　M　　）		2. 打撲　　7. 熱傷
RR　　　回/ 分		3. 挫創　　8. 発赤
HR　　　回/ 分		4. 擦過傷　9. 発疹
BP 右　　/　　左　　/		5. 切創　　10. 褥瘡
SPO2　　　%		

看護師記入欄　A（アセスメント）

トリアージレベル　　□1：蘇生 □2：緊急 □3：準緊急 □4：低緊急 □5：非緊急

待機場所：□待合室 □観察室 □ER □その他（　　　　　　　）

予測される疾患・病態：

看護師記入欄　R（推奨）

再トリアージ時間（　　：　　）※レベル2/15 分毎　3/30 分毎　4/60 分毎　5/120 分毎

再トリアージでの緊急度変更 □1：蘇生 □2：緊急 □3：準緊急 □4：低緊急 □5：非緊急

検査・処置：

転帰 □入院 □帰宅 □転院 ※時間（　　：　　）

医療法人　徳州会
札幌東徳州会病院

時間外外来　H30 年 04 月 19 日　改正

図5-1　問診票（救急外来用）（参考：当院使用例）

问诊表（骨科）/ 問診票（整形外科）

姓名 / 氏名　　　　　　　　　　年龄　　岁/才　身高　　　　　cm　体重　　　　Kg

请圈出符合您情况的选项。/ 当てはまるものを○で囲んでください。
1　今天是因为有病症来医院就诊。/ 本日は症状があって来院した。
2　今天是因为有预约来医院定期诊疗。/ 本日は予約がある、または定期診察で来院した。
3　今天是因为出交通事故来到医院。/ 本日は交通事故で来院した。
其它 / その他（　　　　　　　　　　　　　　　　　　　　　　　　　　　）

请在下图中标示出您受伤及疼痛的部位 / 受傷・痛みの部位を図示してください

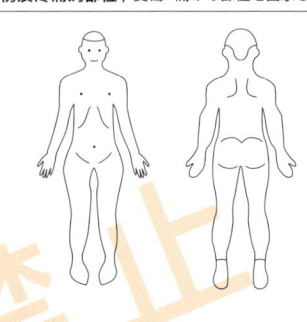

☆　　年　　月　　日　　时开始 / 時頃から

☆　目前为止您患过其它疾病吗？/ 今までに次にあげる病気になったことがありますか？
□心脏病 / 心臓病　　□肾病 / 腎臓病　　□肝病 / 肝臓病　　□糖尿病 / 糖尿病　　□高血压 / 高血圧
□中风 / 脳卒中　　□哮喘 / 喘息　　□肺炎 / 肺炎　　□阑尾炎 / 盲腸　　□风湿 / リウマチ
□甲状腺疾病 / 甲状腺の病気　　□其它 / その他（　　　　　　　　　　　　　　　）

☆　关于您的症状能详细说明一下吗？/ 症状について詳しくお聞かせください。
(发生交通事故的患者请对事故的状况进行详细说明 / 交通事故の方は事故の状況を詳しくお聞かせください。)

_____

_____

☆您有过敏史吗？　　/ 以下のアレルギーがありますか？
①您对药物过敏吗？/ 薬剤のアレルギー　　　　　　有 / はい　　　　无 / いいえ
②您对食物过敏吗？/ 食物のアレルギー　　　　　　有 / はい　　　　无 / いいえ
③您对造影剂过敏吗？/ 造影剤のアレルギー　　　　有 / はい　　　　无 / いいえ
④您对牙科的麻醉过敏吗？/ 歯科の麻酔のアレルギー　有 / はい　　　　无 / いいえ

☆您处在妊娠中或有妊娠可能的情况吗？（女性患者）/ 妊娠中または妊娠の可能性がありますか？（女性の方）
有 / はい　　　无 / いいえ　　最后一次经期 / 最終月経：（　　　　　　）～（　　　　　　）

☆　目前为止除了骨科以外还有其它疾病吗？/ 整形外科以外で今までかかった病気はありますか？
　　有 / あり（　　　　　　　　　　　　　　　）　　无 / なし
☆　−1. 您常住在札幌吗？还是来旅游？/ 札幌在住ですか？旅行で札幌にきましたか？　　□常住　□旅游
　　→如果是旅游,
　　−2. 是跟团旅行？还是自由行？/ 旅行の場合,団体ツアーですか？個人旅行ですか？　　□团体　□个人
　　−3. 您预定在札幌的时间？/ 札幌にはいつからいつまでいますか？　从 月 日 到 月 日
　　−4. 您预定在日本的时间？/ 日本にはいつからいつまでいますか？　从 月 日 到 月 日

图5-2　問診票（整形外科用）（参考：当院使用例）

造影 CT 检查同意书（造影 CT 検査の同意書）

（患者 ID 号 :99●●99）

患者姓名： **増井 伸高** 先生 / 女士

检查的目的和方法 / 検査の目的と方法：

1. 关于 CT 检查，CT 是利用 X 射线进行全身断层扫描成像的检查。通常所受的检查辐射量几乎可以忽略，如担心辐射影响的患者请向主治医生咨询。
   造影 CT 是使用一种含碘的造影剂，经静脉注射后使病变部位显像更加清楚，以便诊断

2. 关于造影剂的副作用、合并症、危险性 / 造影剂の副作用·合併症·危険性について：
   在不良反应中，有 90% 以上的患者会出现恶心、呕吐、低热、皮肤发红、瘙痒、荨麻疹、打喷嚏、咳嗽等过敏性反应。极少数的会出现血压下降、呼吸困难等严重的过敏性反应。备注：绝大多数患者都是检查当时出现这种反应，但如果检查 10 天后才出现上述不良反应请立即联系医院
   除以上并发症外，预想不到的并发症也可能出现，需要采取紧急治疗。根据并发症的情况，可能会出现后遗症或死亡。

3. 造影剂的副作用的可能性 / 造影剂の副作用の可能性と対応策：
   增强造影 CT 时，约有 3% 的患者会产生不良反应（包括轻微的副作用）在内。

4. 如符合以下情况者不能接受造影检查，请检查前和您的主治医生提出。
   ① 以前出现过造影剂过敏史。
   ② 支气管哮喘患者或过敏体质。
   ③ 严重肾功能低下的患者。
   ④ 甲状腺机能亢进。
   ⑤ 妊娠期间（或有妊娠可能的患者）。
   ⑥ 哺乳期（虽然可以接受检查，但在检查后的 48 小时之内的乳汁请丢弃，不能进行哺乳。）

5. 关于同意书返回事项 / 同意書撤回について：
   患者虽然签署了同意书，但在检查前仍保留撤回的权利。即时撤回同意书也不会有任何不良影响。

说明日期　　**2019/1/27**

说明医生 救急科 増井 伸高	医生 署名：

札幌东德洲会医院 院长先生
参照其他的说明，经医生对以上检查的说明，我已充分理解检查的全部内容，并同意接受上述检查。

□ 同意（同意する）　　　□ 不同意（同意しない）

日　　期 ＿＿＿＿年＿＿＿＿月＿＿＿＿日 午前／午后＿＿＿＿时＿＿＿＿分

患者姓名 ＿＿＿＿＿＿＿＿＿＿＿＿（亲笔签名及印）＿＿＿＿＿＿＿＿＿＿＿＿

　　　　　　　　　　　＊代理人签署患者的姓名（　　　　　　　　　　）

代 理 人 ＿＿＿＿＿＿＿＿＿＿（与患者关系：　　　）（亲笔签名及印）

患者本人未能签字的理由
（　　　　　　　　　　　　　　　　　　　　　　　　　　　　　　　　　）

医療法人　徳州会
札幌東徳州会病院

図6　中国人患者用の造影CTの診療同意書（参考：当院使用例）

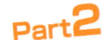

おカネの問題解決
1) 外国人患者の医療費をいくらに設定するか

ここがポイント！

☑ 外国人診療を継続するためには，赤字を出さないことが重要

☑ 自由診療では診療報酬1点10円より高く請求する戦略がおススメ

☑ 公的保険では有料通訳の利用は患者に選ぶ権利がある

☑ 外国人医療費のしくみを職員に知ってもらう

　外国人患者対応で多くの医療機関が最も困っているのが「言語や意思疎通の問題（84.5％）」で，2番目が「未収金や訴訟などのリスク（63.9％）」です（⇒巻末文献−厚1, p36）．前項まではコトバの問題の解決方法を解説しましたが，本項からはおカネの問題解決について記載します．

　最初のおカネの課題として外国人の医療費の料金設定があります．そして次に，設定した医療費が払われない未収金問題を解決しなければいけません．

　そこで本項では，料金設定として「自由診療の外国人患者の医療費」と「公的保険を利用時の通訳費用」について解説します．そして次項Part2-6で「未収金問題の解決法」について解説していきます．

自由診療の料金設定

　訪日外国人と一部の公的保険をもたない在留外国人は自由診療となります．この金額設定にあたり，まず日本人の医療費がどのように決まっているかを見ていきましょう．

　日本人へ医療を提供する際に必要な「医療費原価」が支出となります．これには人件費・設備費・材料費などが含まれます．実施された各医療行為には「診療報酬点数」が決まっておりそれに10円を掛け算した金額が病院の収入となります．この医療費原価と診療報酬点数（1点10円）の差額が「売上」となります（図1）．

　医療の継続には収支で黒字を出すことが重要です．なぜなら売上があることで，さらなる患者サービスに投資できるからです．例えば新しい医療機器を買う，または新しい職員を採用するなどです．売上は院長や医者へのボーナスではなく，次の医療を進めるための糧であり，最終的には明日の患者へ還元されるというのが医療経済の考え方です．

　一方で外国人診療の場合はこうした医療費原価に加えて，さまざまな支出が発生します（⇒巻末文献−その他13）．まず，通訳費や外国語書類の作成など外国語対応サービスの原価があげられます．ほかにもコンシェルジュ通訳や，文化を配慮した診察など外国人特有の必要経費があげられます．さらに未払金問題というリスクマネジメントとしての費用も追加されます．こうし

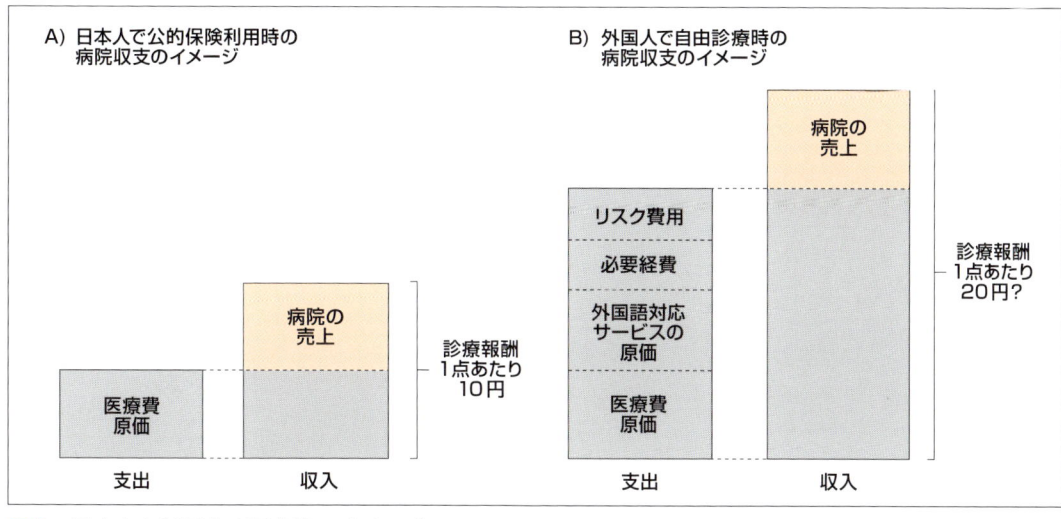

A) 日本人で公的保険利用時の
病院収支のイメージ

B) 外国人で自由診療時の
病院収支のイメージ

病院の
売上

リスク費用

必要経費

外国語対応
サービスの
原価

医療費
原価

診療報酬
1点あたり
20円?

病院の
売上

医療費
原価

診療報酬
1点あたり
10円

支出　　　　収入

支出　　　　収入

図1　日本人と外国人の医療費のイメージ

た支出を見越した収入を病院は得る必要があります．

収入の計算方法は，外国人の場合も診療報酬点数を基準にしている病院が圧倒的に多いです．公的保険のある日本人が診療報酬1点あたり10円ですが，外国人診療では支出が多い分を高くする必要があります．それを1点あたり20円にするのか，30円にするのかは各医療機関の経営者が最終的に決定します．

ところが実際は外国人診療の場合でも診療報酬1点あたり10円とする医療機関が最多（68.6％）です（⇒巻末文献−厚1, p35）．これでは外国人診療が不採算部門となってしまい外国人診療を継続することは困難になってしまうでしょう．

厚生労働省の総務課長は医師会主催の会議で，「自由診療であるから1点10単価に医療通訳などの諸経費を上乗せして請求するのが基本的な対応である」と述べています．

継続的なサービスを提供するためには，外国人医療でも赤字は絶対にいけません．かといって外国人診療で莫大な利益をあげる必要もありません．健全な売り上げを出し継続的に外国人診療を行うための適切な価格設定をすることが重要なのです．

公的保険での通訳費用の設定

次に公的保険をもつ在留外国人の医療費について考えてみましょう．公的保険があれば日本人と同様の医療費の請求となります．しかし，外国人患者では日本人以上の支出があるため，売上は下がり，場合によっては赤字になるかもしれません．

赤字にしない方法の1つが，公的保険をもつ外国人に通訳費用を追加請求することです．通訳費の請求は混合診療になりませんので，例えば院内通訳や電話通訳，提携している医療通訳サービスの利用時などは請求可能です．

具体的な通訳費の計算方法は「時間・言語で計算」「診療報酬点数で計算」の2つがありま

表1　通訳費の個別算出方法の例 (⇒巻末文献‐厚1, p61より引用)
全言語：10 分あたり1,500 円（月額10,000 円）
英・中・韓国語：1分あたり500 円〔月額利用料は基本料金＋従量料金（1 分ごと）〕
中国語：1 時間あたり8,000 円
全言語：4 時間あたり5,000 円

す．「時間・言語で計算」の価格は医療通訳サービスを提供している複数の会社の価格設定を参考に病院でルールを決めるとよいでしょう（表1）．

これとは別に「診療報酬点数を用いた計算」も利用できます．診療報酬が高い医療行為はリスクも伴いますので，それに応じて通訳も負担が大きいとする考え方です．例えば診療報酬点数で1点3円分を通訳費用として別途請求するなどです．この場合は通訳の時間をお互いに気にせずに利用できるのはメリットとなります．

また院外通訳なら市町村などに負担をしてもらえる地域もあります (⇒巻末文献‐厚1, p60)．在留外国人は予定受診も多いため，こうした制度をあらかじめ利用して病院にも患者にも通訳費を発生させないという方法も利用してもよいでしょう．

在留外国人は訪日外国人より総額費用が安くあるべき

在留外国人は日本語が話せることも多く，その場合は通訳費が発生しません．また公的保険があり未払金問題のリスクはないです．そのため訪日外国人で必要となる，通訳サービスや必要経費などの支出は少なくてすみます．

こうした理由から在留外国人は訪日外国人より総額費用が安くあるべきです．例えば訪日外国人に診療報酬点数1,000点の医療を提供し1点25円を自由診療の費用として25,000円請求したとしましょう．これを公的保険のある在留外国人に同じ診療報酬点数1,000点の医療を通訳サービス付きで提供した場合は，1点3円分を通訳費用として別途請求し13,000円とするのは妥当な計算方法といえるでしょう．

有料の通訳費用を拒否されるリスク

通訳を費用のかかる"オプション"として病院が設定した場合は，患者がその通訳を利用するかどうか決める権利があります．例えば在留外国人で日本語が堪能でない場合に，医療者は通訳付き診療（割増料金）をすすめることはあるでしょう．しかし患者が経済的理由で別料金の通訳を拒否することもありえます．「高い通訳はなしで，自分のつたない日本語のままでも診療してほしい」そう思う場合もあるでしょう．また経済的に恵まれていない在留外国人が同伴通訳でその場をしのぎ，おカネのかかる病院通訳を拒否する可能性もあります．

在留外国人への通訳を有料化することで，利用拒否が起こり十分な診療ができない可能性があります．結果として誤診や病状悪化が起これば，かえって医療費が高くつく可能性もあるでしょう．

こうした理由から公的保険のある外国人患者に無料で院内通訳をつけるのも戦略の1つです．公的保険に追加する有料通訳が収支としては健全な対応でも，患者が有料通訳の利用を拒否することで起こるリスクや職員ストレスを考えると妥当な対応かもしれません．

この点は病院の経営方針とメリット・デメリットをよく考えて慎重な対応が必要となるでしょう．ちなみに当院は2019年8月現在，訪日外国人は診療報酬点数1点20円，在留外国人は日本人同様で1点10円で通訳も無料としています．在留外国人の収支は赤字ですが，訪日外国人が非常に多いためTotalは黒字であればよいという経営判断です．ただし今後は適時この料金設定も見直しが必要になることもあるかもしれません．

当院の経営方針は，訪日外国人が多いという特色があるからこそ可能になることですが，多くの医療機関は在留外国人が多いため同じ方針がよいとは限りません．在留外国人診療も黒字にするのか，在留外国人診療は赤字でも外国人診療Totalで黒字であればよしとするか，外国人診療Totalが赤字でも病院診療Totalが黒字ならよしとするのか．これは病院経営者の方針となります．

外国人診療特有の負担の必要性を医療者にわかってもらう

外国人診療の価格設定をしたら，それを医療者に理解してもらうことが最終的なゴールとなります．一方でこのことがおカネの問題解決で一番高いハードルとなります．

外国人診療では，日本人診療より医療者の負担が大きいのは外国人患者特有の必要経費が必要なことと，支出が日本人の医療より大きくなるので高額医療請求をしていることを理解してもらいましょう．そしてその支出を支えるための収入として，病院がどのようなスタンスで料金設定をしているのかも理解してもらいましょう．

そして職員の負担がどのように病院収支に影響し，最終的に売上がどう患者に還元されるか．職員の心に届くコトバで伝えることが外国人医療を行う院長はじめ経営者の大切な業務です．

まとめ
- 外国人診療は日本人診療より支出が多いため，収入を高くする必要がある
- 訪日外国人で自由診療を黒字にするには診療報酬1点を10円以上にする必要がある
- 在留外国人は支出が少ないので訪日外国人より総額費用が安くあるべき
- 在留外国人の通訳を有料にする場合のメリット・デメリットを知ることが重要
- 病院経営者は外国人医療の収支を病院職員へ知らせることが重要

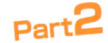

おカネの問題解決
2) 未収金対策

> **ここがポイント！**
> ☑ 外国人患者は日本での医療費を早く知りたがっている
> ☑ 支払い能力のアセスメントは失礼ではなく，むしろ感謝されることが多い

外国人診療をしても残念ながら医療費を払わずに帰国するケースが散見されます．外国人診療における未収金問題です．行政も外国人患者の未収金の予防について多くの情報提供をしています．しかし未収金が発生してしまった場合に補償をしている公的機関はありません．**「未収金問題は補償がないため予防がすべて」**なのです．

外国人増加が国策なら，外国人患者の未収金は行政が補償するべきとの意見もあるでしょう．しかし外国人診療の未収金が自由診療ならば，行政が補償するのは困難です．例えば美容整形や歯の矯正など他の自由診療で未収金が発生した場合に国や市町村の補償が難しいことをイメージしてみましょう．行政ができるのは未収金を発生させないための予防法の情報提供であり，補償ではないのです．

こうした訪日外国人の未収金発生率は 7.2 ％とされます．国内で日本人の未払いのケースは 0.7 ％のため約 10 倍も多いことになります（⇒巻末文献－観6, 資料2－2）．一方で 2018 年の当院での未収金発生率は 0.7 ％と，日本人と同じです．これは十分な予防を行っているからであり，予防法を徹底すれば未収金問題は必ず解決できます．ではその方法について具体的に解説していきます．

未収金が発生するパターンを知っておく

お金をもたずに病院に来る外国人はまずいません．医療を受けた後は支払うつもりで来院します．しかし，いざ会計の場所で所持金とは桁違いの請求に驚き，病院をそっと立ち去ってしまう…．これが未収金のカラクリです．

表1　各場面での医療費の提示と未収金のリスクマネジメント

	A. 医療費の情報提供	B. 未収金のリスクマネジメント
1）受付時	ざっくりとした概算を提示	海外旅行保険の確認
2）診察時	各検査・治療の概算の提示	支払い困難な場合は代替案を提示
3）会計時	最終的な医療費の提示	手持ちに現金がない場合の代替案の提示

そこで未収金対策の最大のポイントは医療費を早めに患者に伝えることです．タイミングは**1）受付時・2）診療時・3）支払時**の3つです．さらにそれぞれの場面では未収金のリスクマネジメントが必要となります（表1）．

　では以下に，これら3つの場面での具体的な対応を詳しく解説していきます．

1）　受付時

A. 医療費の情報提供

　無保険や海外旅行保険の上限金額が低い場合，患者にとっても医療者にも医療費は気になるところです．そのため診察前に大まかな概算を示すことは，外国人患者に喜ばれても失礼にはなりません．未収金予防にもなりますので，可能な範囲で文章で概算を提示しましょう．

訪日外国人の概算提示の例

・軽症の病気：診察のみで●円，検査や治療を含めると●円になります
・軽症の怪我：診察のみで●円，検査や治療を含めると●円になります
　（症状が重い場合は，これより高くなる場合があります）

　金額は過去の訪日外国人患者のデータを取ればわかります．提示料金は平均額でなく最高額にすることをおすすめします．当院では，平均額の場合は最初に提示した料金より高額となった場合に，支払いを拒否され医療事務員が困るという意見があり最高額にしています．

　また，概算提示後に外国人の方から「あまり検査をしないでほしい」というリクエストがあれば，医療事務員はそのことを医師に伝えるとよいでしょう．

B. 海外旅行保険の確認

　訪日外国人のうち73％は海外旅行保険に加入しています（⇒巻末文献−観1）．海外旅行保険には「患者立替」か「キャッシュレス診療サービス（以下，キャッシュレス）」の2つの支払い方法があります．患者立替は，患者が病院へ医療費を支払い帰国後に保険会社へ請求する方法です．キャッシュレスは病院が保険会社へ請求し患者は支払わない方法です．

　海外旅行保険の利用時はどちらの支払い方法かを確認しますが，個人情報を含むためまず患者自身に保険会社に確認してもらいます．このときに保険で支払われる医療費の上限金額も確認してもらいます．その後に患者と同意のもと，必要な追加情報を医療事務員から保険会社へ確認します．

　患者立替の場合は，いったん患者が支払うため未収金にはなりません．一方でキャッシュレスは後日保険が使えないと判明すると未収金になります．そこで保険会社から支払保証書（guarantee of payment：GOP）をFAXやメールで送ってもらい書類を完成させ，支払いを保証させます．

繰り返しになりますが，キャッシュレスは未収金のリスクがあります．以下に，実際に未収金となった海外旅行保険の例を掲載しますので参考にしてください．

その1　GOPの確認不備から未収金となった例

　患者がキャッシュレスの海外旅行保険と申告し，フランス語のGOP（支払保証書）を持参したのでサインしてもらい帰国．後日，保険会社に問い合わせると今回の受診では患者の保険に対応していないとの理由で病院請求を断られた．支払保証書も患者が提出したものは，今回の事例で使えないことが後から判明した．患者に再請求するも返答なし．

⇒医療事務員がGOPの詳細を日本の旅行代理店に確認すればよかった．

その2　上限額の確認不備から未収金となった例

　患者がキャッシュレスと申告する海外旅行保険を持参した．医療事務員が日本の旅行代理店に問い合わせて支払保証書をFAXしてもらうと英語だった．内容を口頭で確認し書類を作成した．会計時に医療事務員が保険の上限金額を患者に聞くと5,000＄（約65万円）であり，30万円の診療費をキャッシュレス決済した．後日保険会社に請求すると，金額の条件が2,000＄（約25万円）であり5万円の未収金が発生した．

⇒医療事務員が上限額を直接保険会社に確認すればよかった．

　このような確認不備による未収金発生の予防のために，医療事務員は次の3つを**日本語で**確認するようにしましょう．

- ☑ 保険の上限金額
- ☑ 立替orキャッシュレス
- ☑ キャッシュレスの場合，支払保証書

　外国人患者の海外旅行保険は日本の保険よりも審査が厳しいことが多いです．そのためキャッシュレスでは上限金額や支払保証書，さらには今回の診療が保険適応となるか保険会社に日本語で確認するべきでしょう．もしキャッシュレスでも日本語対応ができないなら，立替払いに切り替えてもらうよう患者にお願いすることも必要です．

　患者にしてみれば「キャッシュレスの保険に入ったのに立替払い！？」という気持ちになるかもしれません．しかし外国語でキャッシュレス対応ができないのは，病院の問題ではなく保険会社の不備と患者さんには説明し理解してもらいます．

表2 使用頻度の高い診療行為の概算例（外国人用）

診察・検査	診療時間内	診療時間外
初診診察料	6,000円	10,500円 ＊休日11,000円・深夜16,000円
採血	35,000円	38,000円
心電図	3,000円	3,000円
心臓超音波検査	18,000円	18,000円
腹部超音波検査	15,000円	15,000円
レントゲン	最初の1枚4,500円 （1枚追加ごと＋1,500円）	最初の1枚6,500円 （1枚追加ごと＋1,600円）
CT（単純）	30,000円	32,000円
CT（造影）	49,000円	52,000円
MRI（造影なし）	39,000円	41,000円
治　療		
末梢確保＋生食500mL	3,000円	3,000円
創傷処置（＜500 cm^2）	1,500円	1,500円
創傷処置（＞500 cm^2）	3,500円	3,500円
縫合処置（＜5 cm）	26,000円	36,000円
縫合処置（5〜10 cm）	35,000円	48,000円
シーネ固定（手首・足首）	16,000円	22,000円
シーネ固定（腕・脚）	25,000円	34,000円
脱臼整復（手・足）	26,000円	37,000円
脱臼整復（肩・肘）	30,000円	43,000円
松葉杖1本持ち帰り	5,000円	5,000円

2）診療時

A. 医療費の情報提供

　支払い困難な外国人患者の受診時は，医師から検査ごとの費用の問い合わせも起こります．医療事務員はすみやかに計算し伝えられるような準備が必要です．外国人診療で頻度の高い外来検査と治療についてまとめておけば計算もスムーズです（表2）．

B. 支払い困難時の代替案の提示

　診察時に医師が配慮すれば，当初支払い困難な患者さんでも医療費を支払えることはあります．最初に患者と相談して医療費の上限をあらかじめ決定し，問診と身体所見を中心に診療を進め，高額な検査を控えるようにするのです．処方薬についてもエビデンスのない投薬は避け，最低限必要な投薬のみにすれば支払い可能になる場合もあります．

　「日本人と同じ診療が，一部の外国人患者にはベストではない」医師はこの事実を理解する

ことが必要です．宗教上の理由で輸血をしないことはあります．同じように，現金がない患者に高額な診療をしないこともあるわけです．

　平均年収が日本人の20分の1である国から来た高齢患者を，劇的に救命したが高額医療となったケースがあったとしましょう．患者は一命をとりとめても，自国の家族が孫の代まで莫大な借金を背負って生きていくことは果たして幸せといえるでしょうか？

　救命のため患者に選択の余地がなさそうな救急搬送でも，医療費を説明するしくみ作りは可能です．例えば緊急手術や集中治療室入室時には，その前に現時点の概算と今後かかる費用を示しこのまま治療をしてよいか相談することはできます．

　ソロバンをハジキながらする診療は医師にとって負担ですが，これが外国人診療の「必要経費」で外国人患者の医療が高額となる理由です．管理職や外国人診療部はこのことを第一線で働く医師に理解してもらう必要があります．

3）支払時

A. 医療費の情報提供

　コンシェルジュ通訳（Part2-3参照）にしてから未収金が減ったという医療機関は多いです．通訳をつけることで前倒しで概算を伝えることが可能となり，また会計も早くできることが未払金の対策となります．

　一方で慣れていない医療事務員にとって，外国人診療の会計は煩雑です．自由診療で海外旅行保険利用の場合はミスも増える可能性が高いです．そこでフローチャートやチェックリストを作り（Part2-7参照），間違い防止・時間短縮をめざします．待たせないことも未収金問題対策になりますのでぜひ導入してください．

　海外旅行保険使用時は英語領収書が必須となります．日本人に使う領収書とは別に用意する方がよいです（英語領収書の作成方法に関してはPart2-4を参照）．

B. 手持ちに現金がないときの代替案の提示

　重要なことなので繰り返しますが，**①受付で早めに概算を示すこと，②診察時に医療費を配慮して診療すること．この2つを実施することが最大の未払金への対策となります**．こうした対策が不十分だったため，残念ながら支払時に現金が不足した場合の対応を最後に示します．

　支払いを後日にした場合に未収金は発生します．帰国後に請求しても，まず払ってもらえません．そのため患者が病院にいる間に精算をすませることが重要です（⇒巻末文献−観6, p5）．以下に手持ちの現金が足りないときの対応方法をいくつか紹介します．

> **①支払い方法を複数用意しておく**
> 　現金支払いのみだと，高額の場合は持ち合わせがない場合もあります．そこでクレジットカードの導入は必須です．外国人患者が利用頻度の高い複数の会社を準備しておきましょう．

旅行中にカードを使いすぎて，支払い額がカード利用上限額を超えている場合でも，患者本人からカード会社に事情を説明すると一時的に上限額を引き上げてくれることもあります．なお，クレジットカードだと手数料が病院持ち出しになるので，手数料のかからないCoineyなどの電子マネー決済を導入するのも戦略の1つです．

②現金を引き出してもらう

どうしても病院が現金しか使えない場合などは，クレジットカードでATMから現金を引き出すのも戦略の1つです．患者自身だけでなく，同伴している家族のカードなどの利用も検討してみましょう．またこの引き落としの際などに一人にしないで医療事務員が同伴した方がよいです．

また平日の日中なら母国の家族からの送金を検討してもよいでしょう．ただし入金の金額制限もあり，例えば中国から日本へは約100万円を超えるあたりから海外送金に制限がかかります．入院などの高額費用を送金に期待している場合は注意が必要です．

③クレジットカード付帯の海外旅行保険を使う

奥の手ですが，クレジットカードの付帯サービスで海外旅行保険がないか確認してみます．付帯されていないことが多いのですが，あれば利用してもらうことも可能です．

入院時の会計対応

入院の費用は外来よりも高額となります．そこで入院前には必ず概算を提示して，入院するかどうかを医師と決定してもらいます．提示する金額の計算方法として過去の同じ病名のDPC（包括医療費支払い制度）での医療費を複数例集め，その平均額と最高額を示すのも1つの方法です．

また治療内容を医師と相談しながら，出来高払い方式の場合とDPCの場合でそれぞれ入院費を計算し，支払い可能な方法を探っていくことも可能です．患者と医師と医療事務員が3人で考えながらベストな選択を考えましょう．外国人患者の入院時は医療事務員と担当医の密な連携が必須となります．

また概算を出した後も退院までは未収金リスクがあります．対策としては保証金を最初に払ってもらい，病院が医療費をそこから引き落とすようなデポジット制をとるのも1つです．保証金の管理が難しい場合は，1週間ごとに請求する方法もあります．

退院時の入院会計は煩雑でミスも多いため，可能なら平日退院にして慣れた担当者に計算対応してもらうのも良い方法です．一方で外国人患者が増えてきたのであれば，夜間休日であっても入・退院の対応ができるしくみ作りを進めることも重要です．

在留外国人の場合

　訪日外国人と違い在留外国人の未収金は後日回収できることも多いです．在留外国人の未収金の原因の多くが患者さんが日本の医療費支払い制度を理解していないためで，病院から説明があると支払ってくれます．

　筆者の経験でも，催促状を送っても手紙の日本語が読めないため滞納が続いたという事例がありました．日本に何十年と住んでいても，日本語が読めないことはあり，在留外国人では会計時に日本人以上に丁寧に説明する必要があります．

　また前回医療費を払っていない在留外国人へ再診時に通訳が介入し未払金の説明をすると，患者さんは医療費を保険会社が払うと思っていたという事例もありました．病院から保険会社に問い合わせをすると，本人からの診断書の郵送がないため支払いが滞っていることがわかりました．その後，病院から診断書を送ることで支払いが完了しました．

　高額医療となった場合に高額療養費制度の給付対象になっても，そのことを知らない外国人患者は多いです．ほかにも日本語の理解が乏しく，地域ごとの小児の医療費免除や健康診断などについての医療情報を入手できていない在留外国人は多いです．

　在留外国人に通訳を介して日本の医療費の説明をすることは，未払金問題の解決だけでなく，日本に暮らす住民として十分な医療を受けてもらうために大切なことです．

まとめ

- ☑ 訪日外国人の未払金は予防がすべて．一度発生すると公的機関の補償はない
- ☑ 訪日外国人の未払金の原因は，相談なく次々と行われた医療が高額になりすぎて，払いたくても払えないことがほとんど
- ☑ 受付時，診察時，会計時に医療費を提示することで予防は可能
- ☑ 在留外国人では通訳を介し医療制度を説明することで未払金は予防できる

Column

メディカルツーリズムは儲かるか？

　訪日外国人や在留外国人は日本滞在中に疾病となり，**やむを得ず**医療機関に行きます．これとは別に，**医療目的で来日**する外国人への医療は「メディカルツーリズム」と呼ばれます．訪日外国人・在留外国人とは別の3つ目の外国人医療です．

　わざわざ日本へ医療を受けに来る理由はいくつかありますが，その多くは自国よりも進んだ医療を高額でも受けたいというものです．実際にメディカルツーリズムで来日する患者の80％以上が中国人で，その多くが**人間ドックを受ける富裕層**です（⇒巻末文献－その他14, p41）．

メディカルツーリズムは保険外診療で料金設定は病院の自由にできます．公的医療保険とは別枠の収益源となり，国内でも外国人診療の経験のある病院の17.3％（295病院）がメディカルツーリズムの実績があります (⇒巻末文献 – 厚1, p14).

「メディカルツーリズムは医療か？ ビジネスか？」その答えは難しいです．例えばJMIP（Part1-3参照）での患者対象は訪日・在留外国人でありメディカルツーリズム患者ではありません．またメディカルツーリズムの施策展開は厚生労働省ではなく経済産業省です．こうした行政の動きをみると，医療よりもビジネス寄りという解釈となります．

ビジネスモデルとして政策上のメディカルツーリズムはうまくいっていません．2017年に医療ビザを取得し来日した外国人はたった1,383名に留まります (⇒巻末文献 – 外2). 経済産業省は「ジャパン インターナショナル ホスピタルズ（日本国際病院）」をホームページ上に掲載していますが，当院にこうした情報をもとに来院するメディカルツーリズム患者はまだいません．

日本の病院へ来院する多くのメディカルツーリズム患者は"口コミ"が多く，当院も一度受診した患者さんからの紹介がほとんどです．マルチメディアが進んだ現在で，口コミ頼りの広告展開はビジネスモデルとして不十分といわざるをえません．

また，メディカルツーリズムの料金設定は意外と難しいです．あまり高額にすると他院へ流れるケースもあるでしょう．国内のメディカルツーリズム料金全体が高騰すれば患者は他国へ流れる可能性もあります．

また患者紹介をうたって高額な仲介料をとる業者も増えており注意が必要です．予約だけして当日"ドタキャン"する事例も少なくないため費用は前金とするなど，自由診療ならではの医療機関の対応も必要です．このようにメディカルツーリズムが莫大な収益をあげるとは限らず，むしろ現場負担になるリスクもあります．

こうしたメディカルツーリズムを医療機関としてどこまで実施するかは意見の分かれるところです．医師不足で地域医療が脆弱化するなかで，自国民の医療を差し置き外国人に医療資源を投資することは非難されるかもしれません．また，医療行為をビジネスとして利用するのはけしからんという視点からの批判もあります (⇒巻末文献 – その他15).

筆者の見解は「メディカルツーリズムはニーズがあるのであれば実施してもよいが，ほどほどに．外国人医療のメインは訪日・在留外国人医療でないといけない」というスタンスです．

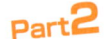

7 コトバとおカネの問題を解決する 医療事務員マニュアルの作成

ここがポイント！

~外国人診療のコトバとおカネの問題解決の最終目標~

☑ すべての医療事務員が外国人の受付・会計ができるマニュアルを作成すること

外国人診療に必要なマニュアルを作成する

　コトバとおカネの整備が進んできたら，外国人患者の対応をマニュアル化します．院内通訳や外国人診療が得意な職員が不在の夜間休日でも，外国語が話せない医療事務員でも，外国人患者の受付と会計ができることが目標です．

　図1はPart1-4の図1で示したフローチャートを一部改訂したものです．コトバの問題が発生した場合には，院内通訳が不在時でも受付可能な「外国人受付マニュアル」が必要です．さらに会計を貫徹させるための「外国人会計マニュアル」も必要でしょう．

　言葉が通じなくても指差しで業務が進むようにするのも戦略の1つです（図2）．すでに日本人用の新人事務員向けマニュアルがあれば，それに追加・修正するような形で作成してもよいでしょう（図3-1, 3-2）．

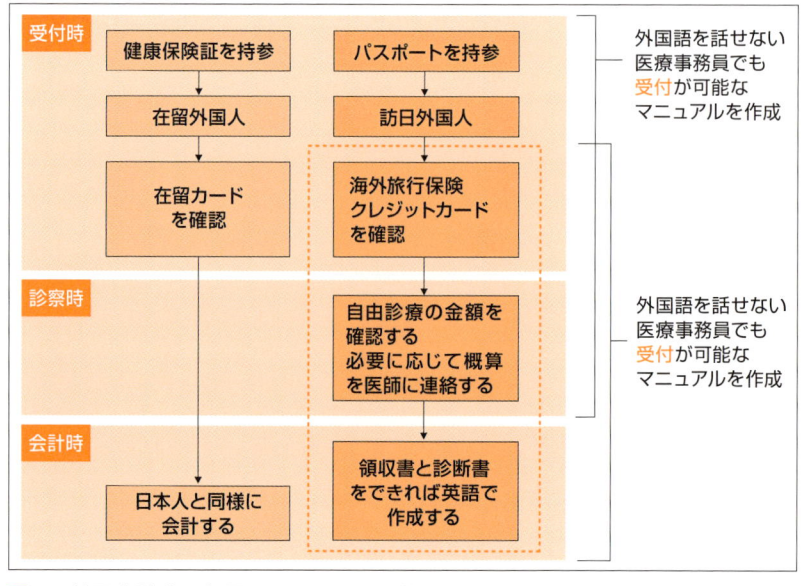

図1　外国人診療に必要なマニュアルの使用場面

受付編

❶ 言語確認

わかる言語はどれですか？

What language do you speak?
할 수 있는 외국어가 있습니까?
您懂哪种语言？
您懂哪種語言？

(?)

| 英語 English | 中国語(簡体字) 中文(简体字) | スペイン語 Españo | ポルトガル語 Português |
| 韓国語 한국어 | 中国語(繁体字) 中文(繁體字) | タガログ語 Tagalog | ベトナム語 Tiếng Việt |

当院では、原則日本語対応のみとなりますが、必要に応じて通訳コールセンターを利用できます。
(利用料：　　円／　　分)※患者負担。
今後、通訳が必要になった場合、コールセンターを利用してもよろしいですか。

Basically the hospital provides services in Japanese only however the multilingual contact center service is available if needed.
(Fee:　　yen/　　min.) ※Patient's payment
Would you like to use telephone interpretation services in case you need assistance?

저희 병원은 일본어만 가능합니다. 다만, 필요에 따라서 통역 콜센터를 이용할 수 있습니다. (이용료:　　엔/　　분)※환자부담
앞으로, 통역이 필요하신 경우에는 콜센터를 이용해도 되겠습니까?

本院原则上只使用日语对应，但是如果您需要，可以使用电话口译中心。
(使用费:　　日元/　　分钟)※患者负担。
今后需要翻译时，您是否利用电话口译中心？

本院原則上只使用日語對應，但是如果您需要，可以使用電話口譯中心。
(使用費:　　日圓/　　分鐘)※患者負擔。
今後如果需要翻譯時，您是否利用電話口譯中心？

○ はい Yes. 네 是 是

✕ いいえ No. 아니오 不 不

❷ 診療申込書の記入

こちらの用紙に記入してください。(診療申込書)

Please fill out this form (Patient Registration Form).
이 용지에 기입해 주십시오 (진료신청서)
请填写这张纸 (就诊申请表)
請填寫這脹紙 (就診申請表)

○ はい Yes. 네 是 是

✕ わかりません I don't understand. 모르겠다 不用白 不明白

名前の読み方は？

How do I pronounce your name?
이름은 어떻게 읽습니까?
您名字的读法？
您名字的讀法？

(?)

もう一度言ってください。

Please say it again.
다시한번 말씀해 주십시오
请再说一遍
請再説一遍

ゆっくり言ってください。

Please speak slowly.
천천히 말씀해 주십시오
请慢慢地说
請慢慢地説

❸ 本人確認

パスポートを見せてください。

Please show your passport.
여권을 보여주십시오
请让我看一下护照
請讓我看一下護照

○ はい Yes. 네 是 是

✕ 持っていません I don't have. 가지고있지 않다 没有 沒有

他に身分証明書はお持ちですか？

Do you have any other ID?
다른 신분증이 있습니까?
有其他身份证件吗
有其他身份證件嗎

少しお待ちください　Please wait a moment.　기다려주십시오　请等一下　請等一下

図2　指差し表示による受付のマニュアルの例 (⇒巻末文献-観6, p54より引用)

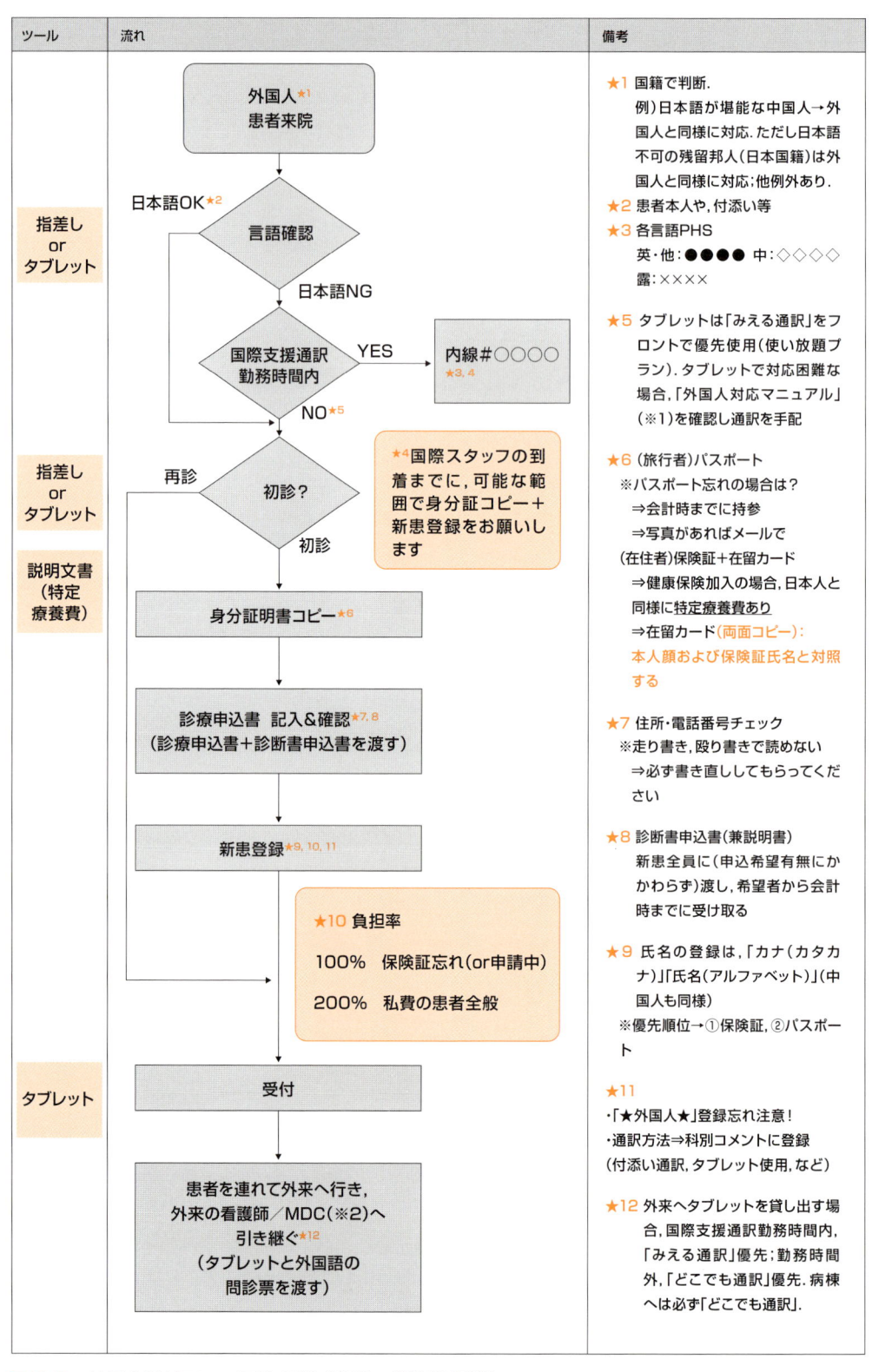

図 3-1　外国人受付マニュアルの例（参考：当院使用例）

※1：本図のマニュアルのほか，外国人患者対応に関するマニュアルを用意し，保存しておく
※2：医師事務作業補助者

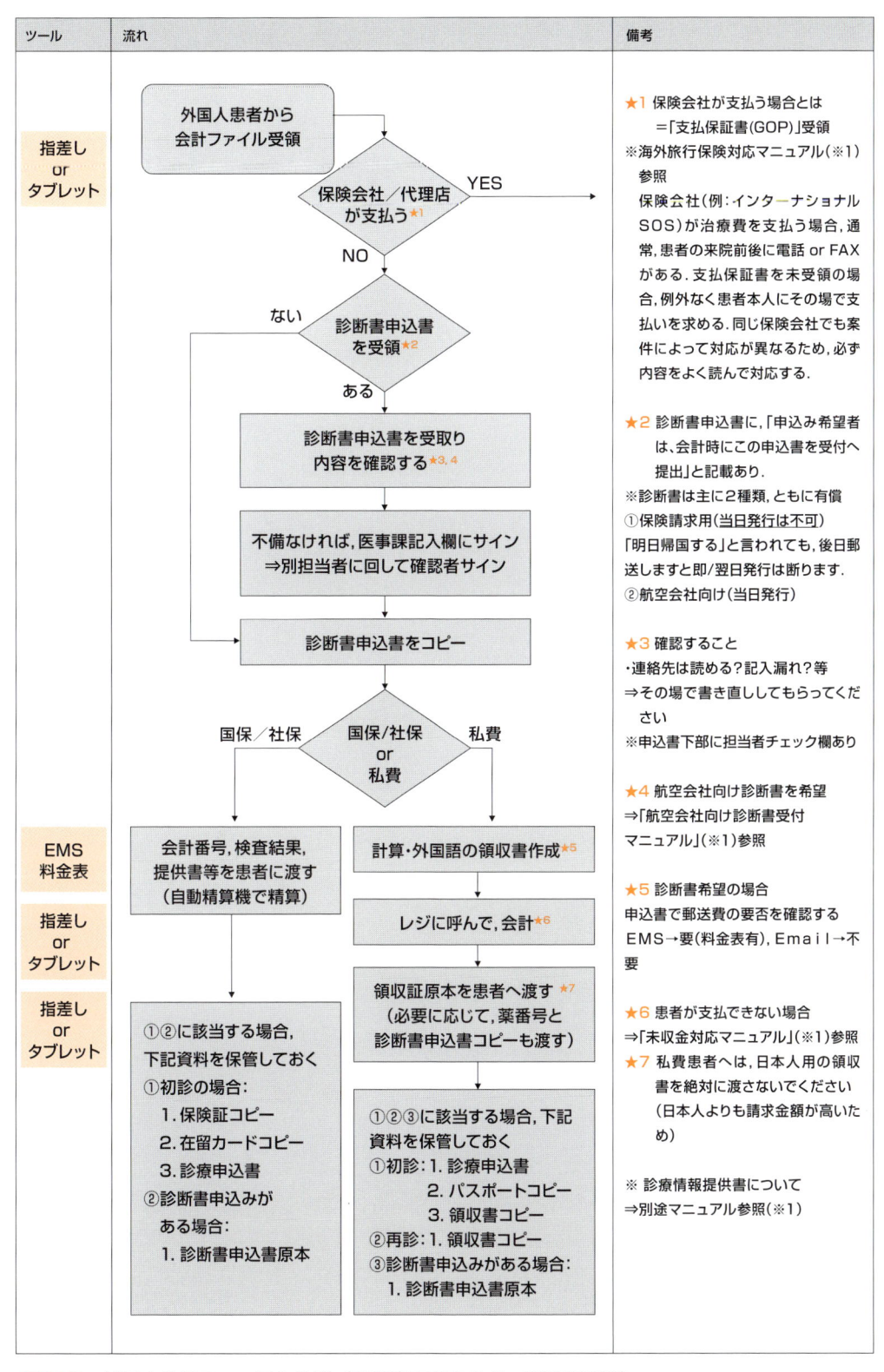

ツール	流れ	備考
指差し or タブレット	外国人患者から会計ファイル受領 保険会社／代理店が支払う★1 ─YES→ NO↓ 診断書申込書を受領★2 ─ない→ ある↓ 診断書申込書を受取り内容を確認する★3,4 ↓ 不備なければ，医事課記入欄にサイン⇒別担当者に回して確認者サイン ↓ 診断書申込書をコピー ↓ 国保／社保 ←国保/社保or私費→ 私費	★1 保険会社が支払う場合とは＝「支払保証書(GOP)」受領 ※海外旅行保険対応マニュアル(※1)参照 保険会社(例：インターナショナルSOS)が治療費を支払う場合，通常，患者の来院前後に電話orFAXがある．支払保証書を未受領の場合，例外なく患者本人にその場で支払いを求める．同じ保険会社でも案件によって対応が異なるため，必ず内容をよく読んで対応する． ★2 診断書申込書に，「申込み希望者は，会計時にこの申込書を受付へ提出」と記載あり． ※診断書は主に2種類，ともに有償 ①保険請求用(当日発行は不可) 「明日帰国する」と言われても，後日郵送しますと即/翌日発行は断ります． ②航空会社向け(当日発行) ★3 確認すること ・連絡先は読める？記入漏れ？等 ⇒その場で書き直ししてもらってください ※申込書下部に担当者チェック欄あり ★4 航空会社向け診断書を希望 ⇒「航空会社向け診断書受付マニュアル」(※1)参照
EMS 料金表	会計番号，検査結果，提供書等を患者に渡す(自動精算機で精算) ／ 計算・外国語の領収書作成★5	★5 診断書希望の場合 申込書で郵送費の要否を確認するEMS→要(料金表有)，Email→不要
指差し or タブレット	↓ レジに呼んで，会計★6	★6 患者が支払できない場合 ⇒「未収金対応マニュアル」(※1)参照
指差し or タブレット	↓ 領収証原本を患者へ渡す★7(必要に応じて，薬番号と診断書申込書コピーも渡す)	★7 私費患者へは，日本人用の領収書を絶対に渡さないでください(日本人よりも請求金額が高いため) ※ 診療情報提供書について⇒別途マニュアル参照(※1)
	①②に該当する場合，下記資料を保管しておく ①初診の場合： 　1.保険証コピー 　2.在留カードコピー 　3.診療申込書 ②診断書申込みがある場合： 　1.診断書申込書原本	①②③に該当する場合，下記資料を保管しておく ①初診：1.診療申込書 　　　　2.パスポートコピー 　　　　3.領収書コピー ②再診：1.領収書コピー ③診断書申込みがある場合： 　1.診断書申込書原本	

図3-2　外国人会計マニュアルの例（診断書申込を含む：当院使用例）
※1：本図のマニュアルのほか，外国人患者対応に関するマニュアルを用意し，保存しておく

Part3

コトバとおカネの準備後に取り組む外国人診療

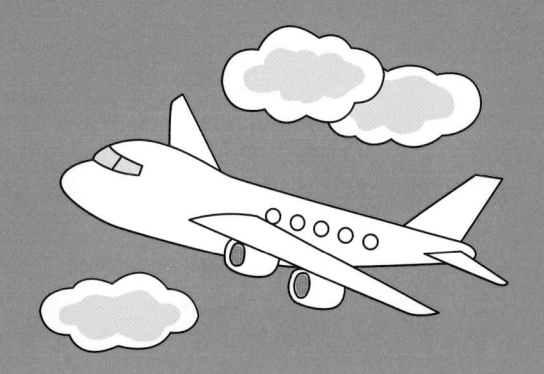

1　医師が外国人の診察で知っておくべきこと

ここがポイント！

☑外国人受診時は最初に診療の目的・目標を確認する

☑急患で多い「怪我」「腹痛・下痢・嘔吐」「発熱」の3病態に対応できるようにする

☑外国人が抵抗を示す医療行為を知っておく

Part 2では外国人診療におけるコトバとおカネの問題解決について解説しました．Part 3ではそれ以外の外国人診療で起こる問題と対応法を解説します．まずは医師が外国人診療をする場合に診察室の中で起こる問題と解決方法を紹介していきます．

診療の目的・目標をはっきりさせる

外国人患者さんは日本人と同じ理由で来院しない場合もあります．そこで最初に診療の目的・目標をはっきりさせます．例えば旅行に持参薬を忘れてしまい処方だけの希望のこともあります．または，人間ドックのような検査だけをしてほしいのかもしれません．あるいは，すでに診断がついているがセカンドオピニオンを聞きたくて検査結果を携えてくる場合もあります．

これらの診療目的は受付でも確認し，再度診察前に確認しましょう．確認が不十分なまま，希望していない医療行為を行うとトラブルや未収金の原因となる可能性があります．

また，急患の訪日外国人は応急処置だけして，根本的な治療は帰国後を希望することは珍しくありません．医療費の問題や，治療は母国病院で受けたいという理由です．

訪日外国人患者は疾病対応だけでなく旅行継続を期待しています．「医療が100点でも・旅行は40点」よりは，「医療も70点・旅行も70点」の方が患者さんにとってはHappyかもしれません．担当医は訪日外国人に必ず旅程を確認し，どうすれば旅を続けることができるか相談に乗る姿勢が重要です．はるか遠くから自分の街へ来てくれたのです．疾病があっても，少しでも旅が楽しめるように何ができるか考えるようにしましょう．

訪日外国人で多い主訴と鑑別疾患を知っておく

外国人に多い主訴とその鑑別疾患を知ることで診療はスムーズになります．訪日外国人に多い主訴は，**「怪我」「腹痛・下痢・嘔吐」「発熱」**で9割以上を占めます（⇒巻末文献−その他1−筆者の

論文／その他8／厚1, p23）.

1）怪我

怪我は四肢外傷や創傷処置を要する患者が多いです．こうした外傷は外国人でも鑑別疾患は日本人と同じで診断は難しくありません．病状説明も画像検査など視覚的に説明できるため理解してもらいやすいです．

2）腹痛

腹痛疾患で一番多いのが尿管結石です．筆者が実施した多施設調査では腹痛で救急搬送された外国人患者の50％が尿管結石でした（⇒巻末文献–その他1–筆者の論文）．そこで，外国人の腹痛搬送は病歴聴取と診察と一緒に腹部エコー検査で腎盂の拡張をチェックします．これで半分は診断がつきます．

3）発熱

訪日外国人が発熱で来院した場合の多くは普通感冒のことが多いです．輸入感染症なども念頭において診療しますが，コモンなのはコモン．検査をしすぎないことも重要です．

また訪日外国人の約1割は小児です（⇒巻末文献–その他16）．彼らは怪我や発熱で来院することが多いですが，日本人小児と同じ鑑別診断で診療して問題ありません．

外来受診で多い病態は，入院数も多くなります．外傷では整形外科入院が，腹部疾患では消化器内科や消化器外科入院が増えます．外国人診療が増えている医療機関ではこれらの診療科の入院整備を進める必要があります．

Column

増える外国人のレンタカー事故

外国人旅行者のレンタカー利用の増加に伴い交通事故も増えています．日本語の標識がわかりにくい，初めての冬道で事故を起こす，などの原因があります．

交通事故では軽症でも警察が救急要請をします．そのため日本人は首のむちうちだけでも救急搬送ということも多いですが，外国人は軽症なら搬送拒否することが多いです．そのため外国人の交通外傷は一見軽症でも重症の可能性が高く，トリアージレベルを1つ上げるようにしましょう．

気になる医療費ですが，レンタカー会社は保険加入しているので未払金問題はありません．しっかりと評価しましょう．

在留外国人で留意すべき病態

在留外国人患者さんが発熱で来院した場合は，**結核**と **HIV** は鑑別にあげましょう．もともと母国の結核有病率が高い地域から来日した外国人が，厳しい労働環境下で結核を発症する可能性があります．こうした患者さんは日本語が不自由なことも多く，マイルドな進行の結核と相まって受診が遅れることも珍しくありません．

また HIV は移住労働者の健康問題として国際的にも重視されている疾病です．2017年の日本国内での HIV 感染者の新規報告件数は976件，うち外国国籍例は152件と全体の15.6％を占め，外国人に多い感染症です（⇒巻末文献−厚3）．

メンタルヘルスの問題を抱える在留外国人も多いです（⇒巻末文献−その他17）．在留外国人は異国の生活で精神的ストレスが多い一方で，悩みを話せる相手も少ないため有病率が高くなります．

メンタルヘルスは丁寧な病歴聴取と患者に届く言葉での説明が診療の核となります．しかし文化の違う外国人へ外国語通訳を介して行うのは非常にハードルが高い作業です．自院での対応が難しい場合は，通訳を介した診療が可能な医療機関へ紹介する必要があります．また家庭環境や職場環境などへの介入も念頭においた診療も必要です．

外国人が抵抗を示す医療行為を知っておく

イスラム圏の女性患者さんは男性医師が診察することに抵抗を示しますが，女性医師に診察を替わってもらうことで対応可能です．日本人には通常行っている医療行為も，外国人患者は抵抗を示す「NG 医療」と，その代替案を知っておくとよいです（表1）．

ただしすべての国の NG 医療を知ることは不可能です．そこで外国人患者の文化を知る一方で，日本の医療文化も丁寧に説明して理解してもらうことで対応します．説明すれば受けてもらえる医療行為なのか，理解はできても NG なのか，医師と外国人患者が互いに歩み寄り，話し合いをすることが最も重要です．

検査の説明は時間がかかると心得るべし

外国人患者では日本人以上に検査の説明を丁寧にするようにしましょう．日本人は検査自体に満足し，その結果が正常であれば特に説明を求めない場合も少なくありません．しかし外国人は検査が正常でも，データや画像を示して詳しい説明を求めることが多いです．

説明が不十分で2次受診するケースは少なくありません．通訳を介して十分な説明をすることは時間がかかりますが，そこは外国人診療に必要なコストとして実施すべきです．

表1 外国人へのNG医療とその対応

診療科	NG例	対応
整形外科	外傷時の疼痛の訴えが日本人より強い. 麻薬の鎮痛薬を希望する	診察を早く実施し, 十分な除痛をするように対応する
小児科	子供の頭は神聖な場所であり, むやみに触れてはいけないという文化がある	外傷時や大泉門の診察など必要時のみ理由を説明して診察する
産婦人科	内診時のカーテンの利用は診察医が見えないためむしろ恥ずかしい	外国人診察時にはカーテンの使用は相談して利用する
内科一般	直腸診, 座薬の利用を日本人以上に嫌がることが多い	代替する診察法や, 投薬を探して対応するようにする
消化器内科	イスラム教徒の絶食（ラマダン）では造影剤を飲むような検査はできない	他の検査の代替案を考える. または検査ができるタイミングにずらす

まとめ

☑訪日外国人では整形外傷と消化器疾患の対応ができるようにしておくべし

☑在留外国人の感染症はHIVと結核を意識して対応すべし

☑外国人へのNG医療とその対応法を知っておくべし

2 入院患者の緊急帰国支援

ここがポイント！
- ☑ 訪日外国人の入院時は，どこまで日本で治療してから帰国したいかを確認する
- ☑ 治療途中で帰国する場合は航空機の準備と，帰国後の医療機関の準備が必要となる
- ☑ 帰国支援をコーディネートする職員にサポートしてもらう

　訪日外国人を受け入れるにつれ，入院治療も始まります．幸運にも，コトバやおカネの問題解決をしながら根治し，家族と帰国できるケースがある一方で，治療半ばにして帰国せざるをえない場合もあります．外国人診療で発生する出口問題である緊急帰国支援をどのように解決するか，本項で詳しく解説していきます．

緊急帰国の理由を確認する

　外国人患者が入院した場合は，どの治療ステージまでを日本で受け，どこからは母国で受けたいかを早期に確認します．患者の経済状況や，母国の医療事情により希望は異なります．

　主治医は患者希望が実現可能な病態かを判断しないといけません．例えば手術が必要でも，待機手術が可能ならば母国で実施することもあるでしょう．また急性期は国内で治療し，慢性期のリハビリは母国で実施することもあります．

　こうした緊急帰国の準備には時間がかかります．そのためできるだけ早い段階で主治医チームと患者・家族がプランを立てる必要があります．そして外国人支援チームがプランに沿った緊急帰国のサポートをしていきます．

治療プランが決まった後の対応

　緊急帰国には，移動の航空機の手配と，受け入れ先の母国病院の決定の2つの準備が最低限必要となります．これを患者家族と主治医だけで実施するのは非常に大変です．筆者も過去に何度か自分ですべて対応したことがありましたが，とても骨の折れる作業でした．

　そこで帰国支援は院内通訳が**コーディネーター**になってもらいます．治療プラン決定後はコーディネーターがハブ役となり，医師・患者家族や保険会社に協力を仰ぎながら，航空会社や母国病院への調整を同時進行で進めていきます（図1）．

1) 医療チームが患者家族希望にあった治療プランを決定

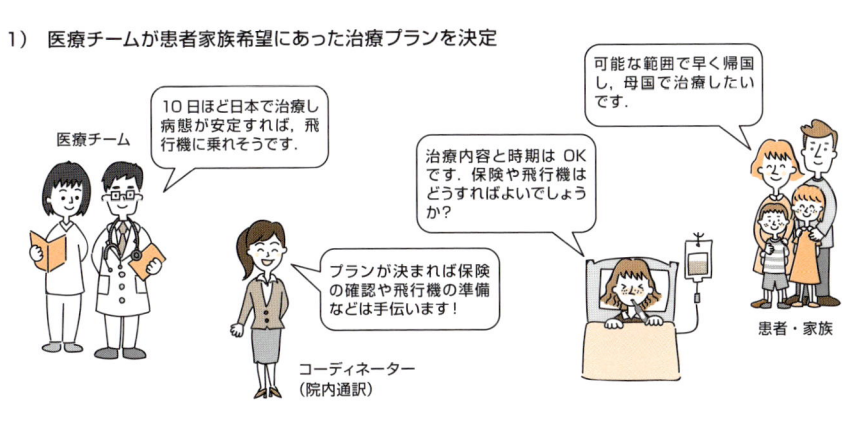

2A) 母国の病院へ転院相談（保険会社 or 家族 or コーディネーター）

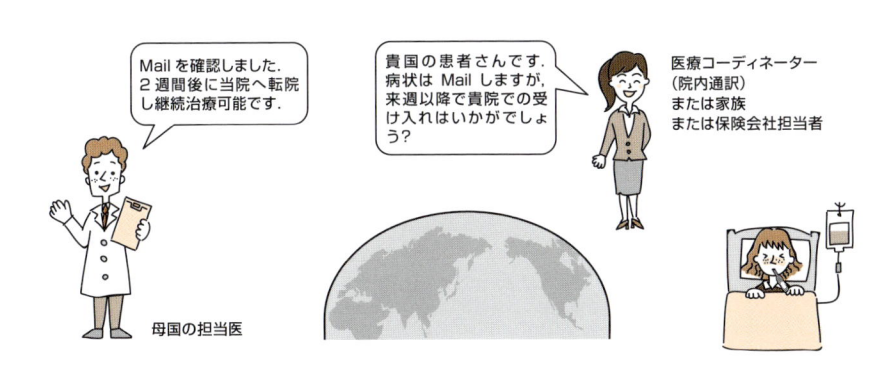

2B) 航空会社へ搭乗相談

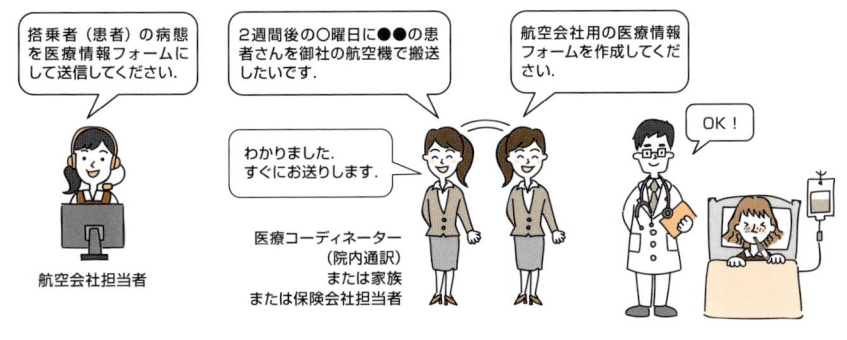

2C) 保険会社へ支払いの確認

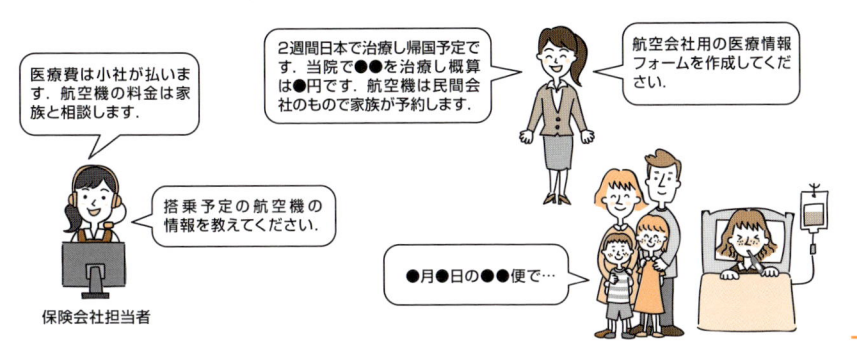

図1 帰国支援におけるコーディネーターの役割

MEDIF

　MEDIFとはMedical Information Form（医療情報フォーム）の略語です．医療が必要な乗客のための申請書で，各航空会社で書式が決まっており医師が作成します（図2）．航空会社はMEDIFをもとに，搭乗中に病状が悪化して緊急着陸の可能性がないかを判断します．リスクが高ければ搭乗許可がおりない場合もあります．

病気やけがをなさっているお客様へのご案内　　　　　ご搭乗のお客様、お医者様へ

航空機旅行は、飛行時間、飛行高度（機内の与圧状態）、気象状況がおからだに悪影響を与えることもあるため、**お客様のご容態によってはご利用いただけない場合もございます。**

個人情報取り扱いについて

「診断書」につきましては、専門の医療機関が内容を確認の上、必要に応じてご連絡させていただく場合がございます。予めご了承ください。

「診断書」の記入・提出が必要な場合

下記①〜⑤のいずれかに該当されるお客様には、「診断書」ならびに「ご搭乗に必要な手配について」をご用意いただき、予約手配に際しご提示いただきます。

① 機内で酸素吸入、医療機器の使用、医療行為を行う必要のある方
② ストレッチャー（簡易ベッド）、保育器を使用される方
③ 重症傷病患者
④ 次ページの参考資料の「その他の症状の方」に該当される方
⑤ 上記①〜④の他にけが、治療中の疾病や最近受けた手術が航空旅行によりおからだに影響を及ぼすと思われる方

▌ その他の症状の方

以下の状態にある方も航空機搭乗には適しておりませんが、病状、体調などが安定しており、医師が「診断書」などにより搭乗の適正があると判断・証明した場合には、この限りではありませんので、ご相談ください。

1. 重症心疾患患者、重症心不全、チアノーゼ性心疾患（通常発病後6週間以内は不適）
2. 不安定狭心症、急性心筋梗塞（通常発病後2週間以内は不適）
3. 重症呼吸器疾患患者、重症呼吸不全、重症慢性閉塞性肺疾患、最近発病した気胸患者で肺の拡張が完全でない方
4. 喀血を繰り返す方
5. 脳卒中急性期患者（通常発病後4週間以内は不適）
6. 頭蓋内圧上昇をきたす頭部疾患患者
7. 重症貧血患者
8. 吐血、下血患者、腸閉塞患者

（次ページにつづく）

図2　MEDIFの例
全日空のホームページより一部抜粋して転載

診断書 MEDICAL INFORMATION FORM（MEDIF）　　　　　　　【お医者様記入用】

下記のすべてのチェックボックス☑にご記入をお願いします。
また、航空機搭乗に際し症状などの必要な内容は詳細にご記入ください。
記載内容に不明な点があった場合には、当社または専門の医療機関より確認させていただくことがございます。

旅客（患者）情報	フリガナ		年齢	歳
	お名前		性別	☐ 男性　☐ 女性
	診断（病名）			
	症状など詳細	※お医者様以外の人でも判る病名・症状をご記入ください。		
	症状の始まった日（手術を行った日）	年　　　月　　　日　｜妊婦の方（出産予定日）｜ 年　　　月　　　日		

診断内容

1	航空旅行の適否は？ ＊旅程がおからだに及ぼす影響も考慮し判断してください。	☐ 適　→ 復路便の適否は？（往復旅程の場合）　☐ 適 ☐ 否　　復路搭乗日 ［　　　月　　　日］　　　☐ 否
2	感染性疾患ですか？	☐ はい　→「はい」の場合、他者への感染のおそれがありますか？　☐ なし ☐ いいえ　　　　　　　　　　　　　　　　　　　　　　　　　☐ あり
3	離着陸時、必要時（ベルトサイン点灯時）に背もたれを立てたままの状態で着席できますか？	☐ はい ☐ いいえ　→「いいえ」の場合、ストレッチャー手配が必要ですか？　☐ 必要 　　　　　　＊ストレッチャー手配につきましては、別途搭乗便の調整・　☐ 不要 　　　　　　　料金が必要となります。
4	付添者（医師・看護師または医師が認めた者）の同伴なしで搭乗が可能ですか？（※）	☐ 付添者なしで搭乗が可能 ☐ 医師または看護師の付添いが必要　付添者名 ☐ 医師が認めた者の付添いが必要　［　　　　　　　　　　　　　］
5	機内で酸素吸入を必要としますか？	☐ 必要　→「必要」の場合、常時吸入か・酸素量をご記入ください。 　　　　　　常時吸入　☐ はい　☐ いいえ 　　　　　　酸素量（ℓ/分）　［　　　　　　　］　ℓ/分 ☐ 不要
6	機内で人工呼吸器などの医療機器を使用しますか？ ＊医療機器設置のための座席確保には、別途料金をお支払いいただきます。	☐ はい　→「はい」の場合、機内使用が可能な機器かの確認をいたしますので、 ☐ いいえ　　詳細をご記入ください。 ■機器名 ■メーカー ■製品名・型番 ■バッテリー／サイズ
7	機内で薬品などを用いた医療行為を行いますか？	☐ はい　→「はい」の場合、内容をご記入ください。 ☐ いいえ
8	所見／細述（搭乗や機内サービス上留意すべき点があればご記入ください）	

上記のとおり診断し、患者様の搭乗に際し、航空会社が必要とする情報を患者様の同意のもと提供いたします。

お医者様情報	フリガナ			発行年月日
	お名前（自署）		印	年　　月　　日
	医療機関名		専門科	
	電話番号（内線）		緊急時の連絡先	

（※）客室乗務員は、応急処置の訓練を受けていますが、注射、薬物の投与、医療用酸素ボンベの操作などの医療行為を行うことは許されておりません。また、保安業務や他のお客様への機内サービスのため、特定のお客様に常時対応することはできませんので、ご了承ください。

ADD02-001-180509

航空機の手配

　航空機の手配は患者の病態によって3段階に分けるとわかりやすいです．搬送時に患者は座位が可能か，医療機器や医療チームが必要かで分けます（図3）．

　座位がとれ医療介助が不要な場合は民間の航空会社で帰国可能です（図3A）．MEDIFを求

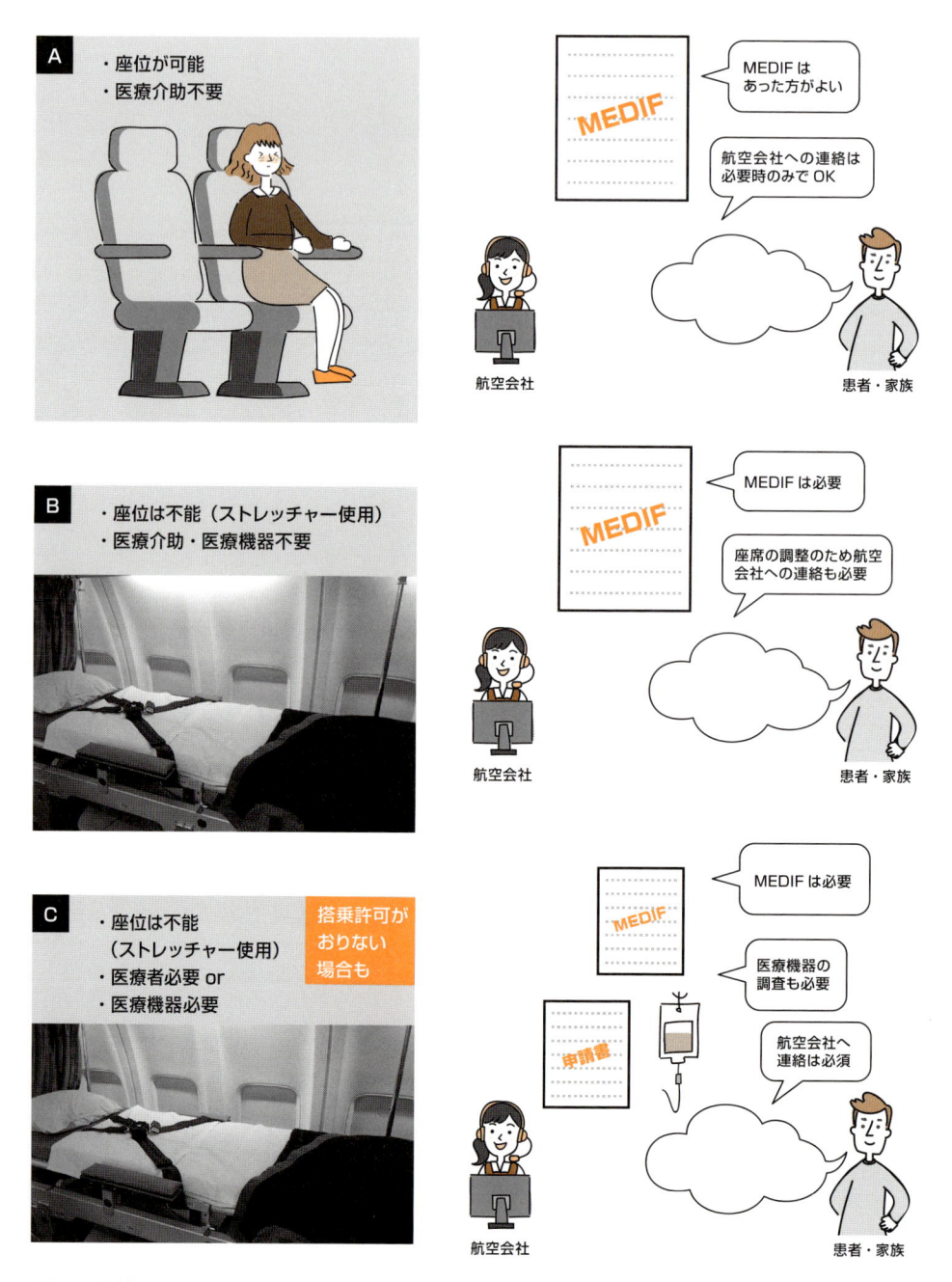

図3　病態ごとの航空機搭乗に必要な準備
B) C) 写真提供：全日空

められるコトもありますが，事前作成すれば問題ありません．

　次に医療機器や医療者同乗は不要ですが，座位が取れない場合です（図3B）．座席を外してストレッチャーとカーテンを付けられる機種もあり，事前に連絡し調整していきましょう．この場合，MEDIFは必須となります．

　最後に医療機器の機内持ち込みや，医療者の同乗が必要な病態の場合です（図3C）．このケースはまず民間の航空会社へ電話で問い合わせをします．MEDIFの提出以外にも医療機器の持ち込み申請が別途必要となることが多いです．医療機器の審査は1週間以上かかる場合もあり早めに相談しましょう．緊急着陸のリスクが高いと航空会社が判断すれば搭乗できない場合もあります．

　海外旅行保険で帰国支援が補填されている場合は，保険会社が航空会社への対応を行います．保険に入っていない場合は患者の家族が航空会社へ申請することになります．医師がMEDIFや必要書類をすみやかに作成することで帰国準備がスムーズになります．

母国の医療機関の決定

　移動準備と同時に帰国後の受け入れ医療機関を探します．探すのは保険会社・家族・病院のいずれかです．

　海外旅行保険に加入している場合は，保険適応がある母国の病院に帰国後の受け入れを手配してもらいます．

　保険が使えない場合は，まずは母国にいる家族に依頼する方法があります．患者の診療情報提供書を現地の家族に渡し母国の病院と交渉してもらいます．そのほかには病院が探す方法があります．国外の病院の情報は外務省の情報が有用ですので利用してみるとよいでしょう（⇒巻末文献−外1）．なかには日本語での対応が可能な病院もありますので，その際には医師どうしで相談することも可能です．

世界の医療事情

外務省：世界の医療事情 （⇒巻末文献−外1）

https://www.mofa.go.jp/mofaj/toko/medi/index.html

入国の準備

　緊急帰国の際には入国審査に対する準備も必要になります．有熱性疾患の場合は航空機に乗ることができても入国許可がおりない場合がありますので注意が必要です．事前に各国の大使館を通じて確認しましょう．筆者の担当患者さんで，胆嚢炎を抗生剤治療し炎症を安定化させ

帰国後に手術という治療プランを立てたことがありました．しかし「感染症であり，根治するまでは解熱し病状が安定しても入国できない」と大使館よりコメントがあり，国内で手術し根治のもと帰国となりました．

コーディネートを誰がする？

　緊急帰国支援における航空機準備や母国医療機関との交渉などはハードワークとなります．医師と家族だけではオーバーワークとなりコーディネーターのサポートは必須です．

　コーディネーター業務は日本人患者ならば地域連携室でメディカルソーシャルワーカー（MSW）が担う作業です．しかしMSWには外国人の緊急帰国支援は不可能です．交渉が外国語であることが最大の理由です．また，MSWは地域病院に顔が広くても国外の病院は未知の領域であり，介護保険に詳しくても海外旅行保険には明るくありません．

　それならば外国語も使え，外国の医療知識もあり，普段より海外旅行保険の対応をしている**院内通訳が緊急帰国支援のコーディネーターとしては適任**です．

> **まとめ**
> ☑ 外国人患者は治療半ばで帰国することが"通常"であると心得るべし
> ☑ 医師は入院の早い段階で，どこまで日本で治療して帰国するかを患者・家族と相談のうえ決めるべし
> ☑ コーディネーターの協力のもと早めに航空機手配，母国病院への連絡を進めるべし

Column

領事館へ連絡するもう1つの理由

　日本へ訪れる際にビザ免除措置とされる国は2017年時点で68カ国あります（⇒巻末文献-外3）．多くの国はビザなしでも90日間まで滞在可能です．一方でインドネシアやタイなど一部の国からの場合では15日間と日数の短い国がありますので注意が必要です．

　さて訪日外国人のうち最も数が多い中国はビザ免除措置国ではありません．中国人が訪日する際にはビザが必要で，15日以内・30日以内・90日以内の3種類の枠に振り分けてビザが発給されます．観光客の多くは旅程にあわせた15日以内のビザのことが多いです．

　こうしたアジア諸国の患者さんに入院が必要となった場合，滞在可能数より入院日数が長くなることがあります．その際，患者さんが領事館へ連絡し疾病により滞在延長を申請する必要があります．

　こうした一部のアジア諸国の人々の在可能期間が15日間と短いことが，これらの国出身の患者さんが入院適応があっても帰国を強く希望する要因と予想されます．ちなみに，一般的に中国人がビザを取得するためのいくつかの項目のなかに預金残高が5万元以上（80万円以上）という項目があります．これを多いとみるか少ないとみるか，支払い能力があるとみるかないとみるか，これは病気しだいでしょう．

③　診療拒否する外来患者への対応

ここがポイント！

☑ 受診時に診療同意書で診療拒否時の確認と署名を取得しておく

☑ 診療拒否が起こった場合には，医師が歩み寄ってその理由を確認する

☑ 同意のもとで診療拒否となっても診療拒否書は必ず取得する

　前項では外国人患者が入院し緊急帰国する場合の対応法を解説しました．入院中の場合は，治療途中で帰国する場合は日本の医療機関は感謝こそされても，トラブルになり訴訟となることはまずありません．

　しかし外国人患者が外来受診時に検査や治療を拒否して帰国し，後で転帰が悪化した場合はトラブルケースとなる可能性があり，訴訟のリスクも高くなります．本項では，外国人患者が外来で医療者のすすめる診療を拒否した場合のスマートな対応について解説していきたいと思います．

患者であり旅行者である

　外国人患者が外来で医療者のすすめる診療を拒否した場合は，その理由を確認します．こうした患者の多くは外国人旅行者です．われわれがすすめる，公的保険をもつ病院の近くに住む日本人と同じ治療がベストとは限りません．

　多くは経済的理由か母国での治療希望かその両方が，日本での診療を拒否する理由です．一方，保険で診療が賄え，母国では日本のような医療を受けられない場合は国内での根治を希望する場合もあります．

　外国人患者に診療を拒否する理由を確認することで，代替案を提示することもできます．彼らはいつもの診療を受けてくれない「わがままな患者」ではありません．「旅の途中で急病となり医療を必要としている旅行者」なのです．彼らの立場になって柔軟な対応を一緒に考えることは感謝され，最もトラブルを防ぐことができる方法です．

　それでも，中には入院が必要にかかわらず，帰宅を希望するケースもあります．中には帰宅することで生命の危機にかかわることもあるでしょう．その場合も，医師は帰宅希望をする理由を確認しましょう．

　おカネがないと思っても，じつは海外旅行保険付帯のクレジットカードがあれば対応できるかもしれません．ホテルに戻りたいという理由なら，1泊入院すれば次の目的地までより安全

にたどり着ける場合もあるでしょう.

　トラブルの多くは医師が一方的に「あなたは○○病だから，入院が必要です.」とだけ説明し，患者も「いや，帰国したいので治療は拒否します」とお互いの意見だけを述べている場合です.

受付で診療同意書にサインをもらっておく

　患者とコミュニケーションがとれ理解し合えればトラブルのリスクは減ります. しかし外国語を話す患者が時間外外来や夜間休日に来診した場合は，通訳が手薄になりがちでお互いの気持ちや意図が伝わらない場合も多いです.

　さらにトラブルになる場合は，その場にいなかった患者家族が訴訟を起こす場合もあります. 例えば医療機関を受診しても本人が検査を拒否して帰国し，その帰国途中で不幸にも病状が悪化し最悪の場合死亡してしまった場合に家族が病院を訴える可能性はあります.

　カルテに「病状のリスクを説明したが検査を拒否した」と記載していても，通訳者を介した誤訳を指摘されるかもしれません. また遺族は病気である本人の判断能力が低く，病院は検査すべきだったと主張する場合もあるでしょう.

　こうした医師の治療プランと患者希望の折り合いが合わない場合に備えて，受付の診療申込書に診療同意書を組み合わせて作成し署名を取得しておきます（Part2-4 p52参考）. 診療同意書には検査は経済的状況を含めて医師と相談して実施できること，そして医師の推奨する検査や治療を拒否する権利もあること，ただしその際に起こった問題は自己責任であること，さらに通訳の誤訳に対して病院は責任を負わないこと…，などを含みます.

同意のもとで診療拒否となっても診療拒否書は必ず取得する

　こうした受付レベルの診療同意書は外国人患者全員から取得します. 一方で診療拒否が起こった場合は，追加で診療拒否書にもサインしてもらいます. この2つの書類は患者が自分の意思で診療を拒否したという証明となり，訴訟時の証拠となります.

　拒否書には「精神状態が正常であり，正確な判断ができること」，「再診の余地があること」を明記します（図1）.

　そのため，アルコール中毒患者の外傷では診療拒否書は無効になったり，また診療拒否書にサインをしても，再度受診希望があれば応召義務に応じて応需しないといけません.

　限られた検査や治療でも，できる範囲のことを提供するのがプロフェッショナルです. 一方で多様な文化・価値観があるからこそ，誰もが認める形で診療拒否したことを書類に残しておくこともプロフェッショナルです.

（患者様用）

診療拒否同意書

患者氏名　　●●　●●　　様　　　　　　　　　　　（カルテ番号　　　　　　　　　）

札幌東徳洲会病院　病院長殿

私が診療拒否したことにより、将来起こりうる危険性及び合併症について

医師　　　　　　　　　　　　　　　から説明を受けました。

その上で、私個人の希望により診療拒否します。

また自分が診療拒否したことで起こりうる危険性や合併症については、全て自分の責任であること
を認識し、当該病院、当該病院医療従事者、当該病院事務員、及び当該病院に関わる全ての関係者に
責任追及しないことを誓います。

現時点で私の精神状態は正常であり、正常な判断ができるものと考えます。家族への連絡は、私が責
任を持っていたします。何らかの異常をきたした場合は、すぐに病院が受け入れてくれることを説明受
けました。

説明日　平成●年●月●日

説明医師　救急科　　　　　　　　　　（自筆署名）　　同席看護師

医師署名　救急科　　　　　　　　　　（自筆署名）

日　　時　　　　　年　　　月　　　日　　午前・午後　　時　　　分

患者氏名　　　　　　　　　　　　　（自筆署名もしくは記名捺印）

　　　　　　　　　　　　　※代筆した場合は代筆者の氏名（　　　　　　　　　　）

代 理 人　　　　　　　　　　　　（続柄　　　　　　　）（自筆署名もしくは記名捺印）

代筆者又は代理人が署名した場合は、患者本人が署名できなかった理由を記載してください。

（　　　　　　　　　　　　　　　　　　　　　　　　　　　　　　　　　　　　）

医療法人　徳州会
札幌東徳州会病院

図1　診療拒否書（当院参考例）
左）日本語
右）英語

Consent Form on Refusal of Medical Treatment

診療拒否同意書

Patient Name : _____   ID:_____

To: Hospital Director of Sapporo Higashi Tokushukai Hospital

  I acknowledge that the possible risks and complications that may result from my refusing the treatment have been explained to me by Dr._____.
  Having carefully read the attached "General Consent to Consultation and Treatment at Sapporo Higashi Tokushukai Hospital", I declare that I am refusing the advised treatment on my own volition.
  I also acknowledge that I am liable for any possible risks or complications resulting from my refusing the treatment, and I do waive, release, and discharge the Sapporo Higashi Tokushukai Hospital and its health care practitioners, clerks, officers, employees, and any other parties from any and all responsibilities and liability for outcome.
  I acknowledge that I deem that my mental state is normal and sound, that I am capable of making rational decisions, that I will contact my family members responsibly myself, and I have been informed that the hospital will accept me in case of a medical problem.

Date Explained: _____ / _____ / _____ (YY/MM/DD)

Explained by: DR. _____ Signature of the physician: _____

Signature of Witnessing Nurse: _____

By signing below, I acknowledge that I have read this information and have elected NOT to follow the physician's recommendation.

Date and Time: _____ / _____ / _____ (YY/MM/DD), AM/PM _____ :

Patient Name in Print:_____ Signature: _____
Amanuensis's Name (_____)

Patient's Legal Representative Name in Print:_____

Signature: _____ Relationship to Patient: _____

If amanuensis or legal representative give the signature, Please write down the reason why the patient could not sign by him/herself.

(_____)

医療法人　徳州会
札幌東徳州会病院

4　院内死亡時の対応

ここがポイント！

☑ 院内死亡の場合は葬法が確定するまで，ご遺体が霊安室に留まることがある

☑ 土葬対応可能な葬儀会社を事前に確認できるとよい

☑ 家族とともに大使館へ連絡し，ご遺体の日本出国から母国入国までの手続きを進める

外国人の葬法の違い

　不幸にも外国人患者が院内死亡となった場合は葬法が問題となります．葬法は大きく分けて火葬と土葬のいずれかです．日本人の多くは火葬となりますが，世界的には土葬の方がメインです．そのため外国人患者さんの遺族は自国での土葬希望が多く，火葬の対応経験しかないと困ることになります．

　またご遺体を自国へ運ぶルールは国ごとに異なります．大使館が情報提供していますが夜間・休日は閉まっており，連休中に死亡した際は対応が遅れることとなります．葬法の選択・決定，出国準備，ご遺体を運ぶ航空機の手配など手続きも多いため，出国に何日もかかることは珍しくありません．

　ご遺体が病院に留まる間は，ドライアイスを用いて2〜3日までなら保存可能であり，日本で火葬する場合はこれで対応できます．しかし自国で土葬するケースは長期間の保存が必要となりドライアイスでは対応しきれません．その際はエンバーミングという防腐処理が必要となります．

　ただしエンバーミングは高額で数百万かかることもあり，また実施している地域も限られています．さらに土葬はご遺体を運ぶため，航空搬送の準備や費用の負担も大きくなります．

Column

外国人の死亡診断書の作成方法

　日本国籍がない外国人も死亡診断書は必要となり作成します．名前や住所はローマ字でなくカタカナで記載します．カタカナは聞こえた外国語を可能な範囲で置き換えればよいです．また遺族が記載する箇所で，遺族が日本語を書けない場合は医療者や通訳が代筆して，遺族の自筆サイン（ここだけ母国語）があればOKです．

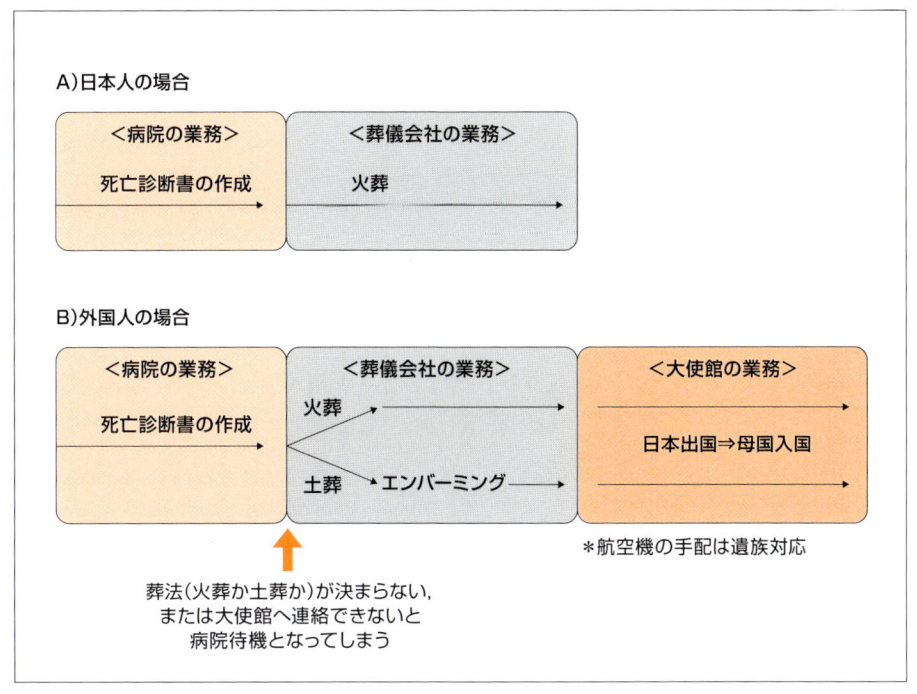

図1 日本人と外国人の院内死亡の対応の違い

日本人と外国人の院内死亡後の対応の比較

ここでもう一度，外国人と日本人の院内死亡後の対応を図で比較してみましょう．日本人の場合は葬儀会社へご遺体を引き渡すところまでが病院の業務となります（図1A）．

しかし外国人の場合は火葬か土葬かを決めてから葬儀会社へご遺体を引き渡すこととなります．土葬を希望した場合に，エンバーミングが必要となれば葬儀会社が対応できないケースがあります．仮に対応できたとしても，高額なため遺族が別の会社に見積もりを聞くなどするとさらに時間がかかります．

また大使館の手続きが進まなければ，帰国可能かわからないご遺体を葬儀会社も引き取れない場合もあります（図1B）．このような理由からご遺体が病院の霊安室に留まることになり，なかなか葬儀会社へ渡せないケースがあるのです．

霊安室での病院待機を防ぐ方法

霊安室で土葬を待つような状況を解決する方法はないのでしょうか？ 実はその唯一の方法は，遺族に死亡前に葬法を確認することです．予期せず死亡してしまった場合は別として，看取りまで数日ある場合に葬法を確認することは可能です．ただし，患者さんの死亡前に死亡後の話をするのは不謹慎でもあります．この点は医師・家族間の信頼関係が成立しているか，さ

らには信頼のおける医療通訳がいるかが重要なファクターとなってくるでしょう．

　事前に自国での土葬を行うと確認がとれれば，家族と病院が前もって大使館に連絡して手続きの準備をすることも可能です．また土葬対応できる葬儀会社の選択決定にも余裕が生まれます．

筆者の土葬搬送事例の紹介

　筆者が経験した外国人患者の院内死亡例は全例で土葬を希望されましたが，残念ながらほとんどは国内火葬し遺灰を遺族が自国へ持ち帰る結果となりました．いずれも土葬の経済的な負担が大きいこと，また地方都市でエンバーミングできる葬儀会社が限られていたことが主な理由です．

　そのなかで土葬となった印象的な症例を紹介します．ショック状態で来院したこの患者さんの母国は物価が日本より非常に安く，遺族も経済的な余裕はありませんでした．医療費の支払いもギリギリで入院中もできるだけ費用のかからない緩和ケアを実施しました．

　いよいよ死期が近づいたときが連休前でした．そこで家族と協議し大使館へ連絡することにしました．「連休中に貴国の患者さんが院内死亡する可能性が高い」と伝えると，大使館の担当者が家族が土葬希望であることを確認し，支払い可能な金額の土葬の帰国プランを準備してくれました．

　最終的に患者さんは連休明けの朝に亡くなられました．大使館と葬儀会社の準備は整っており午前中にご遺体は病院を出発しました．外国人患者が院内死亡した場合は霊安室から数日出られないことも多いなか，数時間で霊安室を出発し東京でエンバーミングして航空搬送され自国で土葬となりました．

　地方都市では土葬希望の場合，国内線で東京や大阪へ遺体搬送し，そこでエンバーミング，それから国際線で遺体搬送するのが有効かもしれません．そのような場合に利用可能な国内外遺体搬送業者を紹介しますので参考にしてください．

国内外遺体搬送業者

株式会社大畠商事

https://www.oohata-shoji.co.jp/

MEDIA SUPPORT Co., Ltd.

http://www.mediasupport.tv/service/vehicle/oversea.html

いい葬儀

https://www.e-sogi.com/guide/15213/

　外国人患者の院内死亡事例は頻度こそ多くありませんが，苦労が多い作業となります．一度経験した医療機関は，次回の対応へ活用できるようなチェックリストを作成しておくとよいでしょう（図2）．

☑ 死亡診断書を作成した
☑ 家族に葬法を確認した（★1・2）
☑ 葬法の希望を葬儀会社に連絡し家族と葬法を決定してもらう
☑ 病院から大使館に連絡した（★2）
☑ 遺族からも大使館へ連絡し，出国の手続きを確認してもらった
　　（航空機の手配は上記が決定し出国日の目途がたってから）

★1：土葬希望では葬儀会社が限定され費用も高いことは伝えた．
★2：医師と患者家族との信頼関係が成立していれば，死亡前に葬法を確認し葬儀会社へ事
　　　前に連絡することも考慮する．その際は大使館へ死亡前の連絡も検討してよい．

図2　院内死亡時のチェックリスト（参考例）

5 外国人診療で知っておきたい薬の注意事項

ここがポイント！
- ☑ 母国語で書かれた薬の名前が読めない場合は患者自身に調べてもらうとうまくいく
- ☑ 座薬やカプセルは使わず，できるだけ錠剤を処方する

本項では外国人診療における薬のトラブルと解決法を解説していきます．

母国語の文字が読めない薬の調べ方

最初は，母国語の文字が読めない薬の調べ方です．英語ならまだしも，ハングル文字，または見たこともない外国語の文字の薬のパッケージを持ってくる外国人患者さんもいます．これらが何の薬か調べようにも，パソコン入力ができないと困ってしまいます．

このような場合は，患者さん自身に調べてもらうとうまくいくことが多いです．来院患者さんが持参しているスマートフォンならば母国語の薬の名前や，成分の英語表記くらいなら検索可能です．

英語表記さえわかれば，日本医薬情報センターのホームページの「海外添付文書情報」「海外医薬品集」(⇒巻末文献−その他18) で検索が可能です．また，日本の医薬品を処方する場合には，くすりの適正使用協議会のホームページの「くすりのしおり」(⇒巻末文献−その他19) で，患者向け服薬指導の英語版が入手可能です．

薬の情報の入手先

日本医薬情報センター：医薬品情報ナビ

https://www.japic.or.jp/di/

くすりの適正使用協議会：くすりのしおり

http://www.rad-ar.or.jp/siori/

用法用量の確認

「インスリンを白国に忘れたので処方してほしい」も多い受診理由です．日本国内で処方されるインスリン製剤は外国製で，訪日外国人患者さんが使用しているものと全く同じものがほとんどですので，同じものを処方すればOKです．ここで注意が必要なのは**単位数の確認**です．

筆者も学生時代は英語の15（ふぃふてぃーん）と50（ふぃふてぃ）は意識して発音しないと，よく聞き間違えられました．数を確認するときには電子カルテ上の数字をお互いに確認するのがエラー防止に有効です．数字は世界共通文字ですので，口頭だけでなく文字で確認するようにします．

また国内と同じ成分の薬でも，国外では用量が全く違うケースがあるからです．この際も，パソコン画面や処方箋の数字を利用しながら確認することが重要です．

外国人が文化・風習で使わない薬を知っておく

筆者は外国人患者さんにボルタレン®坐薬を使おうとしたところ，強く拒否されたことが何度かありました．外国人は座薬を使う習慣が少なく抵抗を示すケースが多いです．そのため坐薬でなく内服や点滴など代替薬をファーストチョイスとする方がうまくいきます．

インフルエンザの患者さんにタミフル®カプセルを処方しようとした際に薬局から疑義紹介となった場合もありました．カプセルの原料であるゼラチンが動物由来であるため宗教的にNGというのが理由です．このようなケースを全例で医師や薬剤師が漏れなく拾い上げることは大変です．

それならば外国人患者には最初から，カプセル形状ではない代替薬を処方する方が無難な対応です．インフルエンザで処方が必要なら最初からタミフル®ドライシロップがリーズナブルな選択肢です（吸入薬は外国人への実施指導が難しいのでオススメできません）．ただし粉薬は使用習慣がない外国人が多いため，処方する場合は粉状の薬があることから説明する必要があります．

また湿布も使用習慣が少ない薬です．こうした座薬，粉薬，湿布などは使用方法を説明する薬剤師の業務負担となるため，キードラッグでなければ最初から処方しない方が合理的な方法です．

ほかにもヘパリンや破傷風ワクチンは動物由来成分が配合されているため，宗教上の理由で使えない場合があり注意が必要です．宗教的にアルコールが飲めない患者さんに，酒精綿（アルコール）の使用が難しい場合もあります．

アルコールは飲用でなく外用であれば問題ない場合もあります．ただし外来での確認が煩雑なら最初からクロルヘキシジンを利用する方が無難です．一方で入院時には酒精綿は使用頻度も高く，最初に利用可能か確認し問題なければ使い続ける方がよいでしょう．ヘパリンも同様に，外来ではキードラッグでなければ使わない，入院なら最初に確認すればよいでしょう．

応用編　〜薬袋の自動翻訳〜

　当院では，ユヤマ社のソフトを電子カルテに導入しています．薬剤師が薬袋と薬剤情報提供書を印刷する際に，電子カルテ上で「日本語」か「英語」ボタンを選ぶだけで英語での印刷が可能になるシステムを採用しています（図1〜3）．

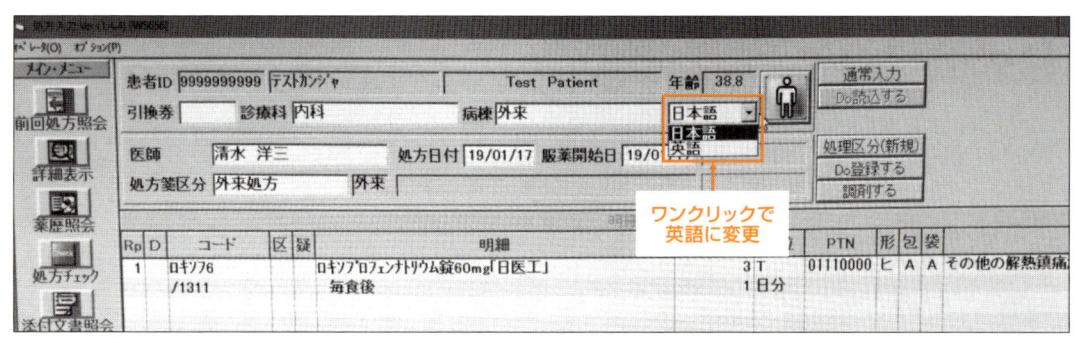

図1　通常の電子カルテで薬袋と薬剤情報提供書の印刷時に言語選択ができる

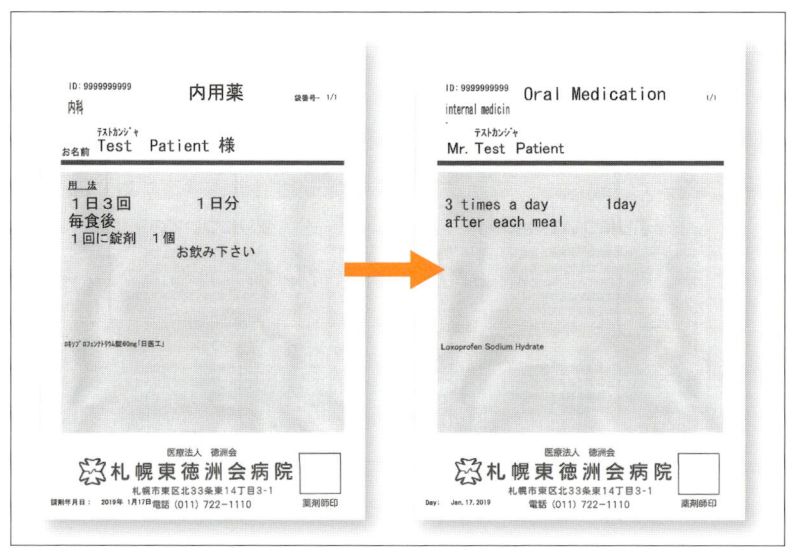

図2　薬袋が英語になって印字される

【お薬のしおり】

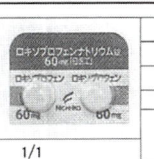

2019年1月17日　作成

内科

9999999999　テストカンジャ　Test　Patient　様　　　　No.　1 / 1

お薬の名前	ロキソプ ロフェンナトリウム錠60mg「日医工」					
記号・色	n 777:					
飲み方/使い方	毎食後					
日数/回数	起	朝	昼	夕	眠前	
1日分		1	1	1		錠

1/1

【効能効果】　痛みや炎症をおさえたり、熱を下げたりする薬です。

【注意事項】　今までにアスピリンやその他の解熱剤、鎮痛剤などを飲んで、喘息が出たことのある方は必ずお知らせください。
胃腸障害を少なくするために食直後または食後に飲んでください。

他の医師の診察を受ける場合には、これらの薬を使用していること
をお伝え下さい。また、薬の服用中に普段とは異なる心配な症状が
現れたら、医師にご相談下さい。

札幌東徳洲会病院
〒065-0033 札幌市東区北33条東14丁目3番1号
TEL：011-722-1110

Internal　　　　　　　　【Description of Medicine】

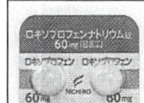

Jan. 17. 2019　Created
No.　1 / 1

Department: internal medicine

ID: 9999999999　テストカンジャ　Mr. Test Patient　　　Dr. :　Yozo Shimizu

Drug Name	Loxoprofen Sodium Hydrate					(n 777:)
Dosage	after each meal					1/1
Taking Point	AtWakeup	Morning	Noon	Evening	Bedtime	
1day		1	1	1		Tab(s)

【Effect】　This medicine suppresses pain and inflammation and reduces fever.

　　［訳語］　痛みや炎症を抑えたり、熱を下げたりする薬です。

　　［日本語］　痛みや炎症をおさえたり、熱を下げたりする薬です。

【Warnings】　Tell your doctor if you have experienced asthma symptoms due to the use of antipyretics,
analgesics, etc.
If you have liver, kidney or heart disease, tell your doctor.
If you have a stomach or duodenal ulcer, tell your doctor.
Avoid taking this medicine on an empty stomach.

　　［訳語］　解熱剤、鎮痛剤等で喘息の症状が現れたことがある方は、お知らせください。
肝臓、腎臓、心臓に疾患のある方は、お知らせください。
胃・十二指腸に潰瘍がある方は、お知らせください。
空腹時を避けて服用してください。

　　［日本語］　今までにアスピリンやその他の解熱剤、鎮痛剤などを飲んで、喘息が出たことのある方は必ずお知らせください。
胃腸障害を少なくするために食直後または食後に飲んでください。

【Side Effect】　If symptoms such as fever, sore throat, bruising, prolonged bleeding, dizziness, and malaise
occur, tell your doctor immediately.

　　［訳語］　発熱、のどの痛み、青あざができる、出血がとまりにくい、めまい、体がだるい等の症状が現れた時は、すぐにお
知らせください。

When you consult other physicians please show your medicine.
Also please talk with a physician or a pharmacist
if different anxious symptoms appear during taking medicine.

Sapporo Higashi Tokusyuukai Hospital
Postal code:065-0033
3-1, Kita 33-jo Higashi 14-chome, Higashi-ku, Sapporo
TEL:+81-11-722-1110

図3　薬剤情報提供書が英語になって印字される

6 食事とWi-Fiの整備

ここがポイント！

☑ 外国人診療に院内無料Wi-Fiの導入は必須

☑ 外国人が入院したときの食事対応を栄養科と準備する

☑ 異文化情報のインプットと同時に，日本医療のアウトプットが重要

院内無料Wi-Fiを導入する

訪日外国人旅行者が日本旅行中に困ったことの上位3つは，

①施設などのスタッフとのコミュニケーション

②無料公衆無線LAN環境

③多言語表示の少なさ・わかりにくさ

です（⇒巻末文献-観7）.

　この調査からもわかるように，言語整備と同時に患者用の院内Wi-Fiの整備は外国人診療にとって必須となります．Wi-Fi整備により患者・家族が日本の医療情報を待ち時間に入手できる利点があります．さらにWi-Fiを利用した電話通訳サービスを導入するなど，医療機関側にもメリットが大きいため導入することを強く勧めます．

宗教や信条による食事制限

　外国人患者の入院食を決める際に，イスラム教徒は豚肉やアルコールが禁忌となることは知っておきましょう．豚肉を調理したフライパンは洗っていても共有を禁忌とする場合もあります（⇒巻末文献-経1, p28）．また，みりんや酢はアルコール成分が入っているため忌避される場合があります（表1）.

　こうしたイスラム法の教義に基づき，正当に口にすることができるものを「ハラル」（「許可された」「合法的」の意）といいます．さらに原料から調理まで全過程を非ハラルのものと分離したものを「ハラルフード（ハラル食）」と呼びます．

　ヒンドゥー教徒は豚肉だけでなく肉類全般が避けられる傾向があり（表1），ベジタリアン（菜食主義者）も多いです．ベジタリアンはアメリカやカナダ，英国，インド，台湾などでも多いです．一口にベジタリアンといっても食事制限にはバリエーションがあるのでやはり確認が必要です（表2）.

表1 宗教上の食事制限

宗教	主な分布地域	注意すべき主な食材
イスラム教	インドネシア, マレーシア, バングラデシュ, 中東諸国, 北アフリカ諸国等	豚, アルコール, 血液, 宗教上の適切な処理が施されていない肉, ウナギ, イカ, タコ, 貝類, 漬物等の発酵食品
大乗仏教	中国, 台湾, 韓国, ベトナム, チベット, モンゴル等	肉全般（一部）, 牛（一部）, 五葷[*]（一部）
モルモン教（キリスト教系）	ヨーロッパ, アメリカ大陸	肉全般（一部）, アルコール類（一部）, コーヒー, 紅茶, お茶, タバコ
ユダヤ教	イスラエル, 各国（少数）	豚, 血液, イカ, タコ, エビ, カニ, ウナギ, 貝類, 兎, 馬, 宗教上の適切な処理が施されていない肉, 乳製品と肉料理の組み合わせ
ヒンドゥー教	インド, ネパール	肉全般, 牛, 豚, 魚介類, 卵, 生もの, 五葷[*]
ジャイナ教	インド	肉・魚介類全般, 卵, 根菜・球根類等の地中の野菜類, ハチミツ

*五葷（ごくん：にんにく, にら, らっきょう, たまねぎ, あさつき）
（⇒巻末文献−観8をもとに作成）

表2 菜食主義者の分類

	動物肉	魚介類	卵	乳製品	ハチミツ
ヴィーガン（完全菜食）	×	×	×	×	×
オボ・ベジタリアン（卵菜食）	×	×	○	×	○
ラクト・ベジタリアン（乳菜食）	×	×	×	○	○
ラクト・オボ・ベジタリアン（乳卵菜食）	×	×	○	○	○

（⇒巻末文献−観8をもとに作成）

食事制限ではありませんが中国語圏の患者さんは, 一部の料理や飲み物が十分に熱い状態で出てくることを好みます. 入院食で一番クレームとなるのが「お粥が熱くない」というものです. 日本人なら味噌汁が常温だとクレームになるのと感覚が近いです. 食事を温め直せるような配慮と対応が必要です.

具体的な食事対応方法

外国人患者の入院食は栄養科に直接聞き取りをしてもらうとよいです. その際に必要な食事のチェックリストを作っておくとよいです（表3）. リスト化することで, 食べられない肉があったら, 調理器具の共有が可能かも確認する, アルコールがだめなら酢・醤油・味噌などアルコール発酵調味料もダメか聞いてみるなど漏れなく確認できます.

このリストをもとに既存のメニューで対応できないかを確認するとよいでしょう. どうしても院内で対応困難な場合は院外の外国人専用の給食委託会社に依頼することも検討してもよいです. またハラル対応が必要な患者さんに対して, 当院では専門店で購入したインスタントの

表3　外国人対応食に関する聞き取り項目（宗教的禁忌食やアレルギー食材等の確認）（参考：当院使用例）

食品	禁止のグレード	調理設備・器具も完全に別にする必要がある	メモ	食品	禁止のグレード	調理設備・器具も完全に別にする必要がある	メモ
そば	□ 完全除去 □	□		いか	□ 生食 □ 加熱したもの	□	
落花生	□ 完全除去 □	□		たこ	□ 生 □ 加熱したもの	□	
卵	□ 生卵（全卵） □ 加熱した全卵1個 □ 少量の加熱した全卵を含む料理，加工品（例：クッキー，ハンバーグ，かまぼこ） □ 卵白のみ □ 卵黄のみ □	□		りんご	□ 生 □ 加熱処理したジュース □ 加熱処理したジャム，缶詰果物 □ エキスを含む調味料（例：ソース，ドレッシング，ケチャップ） □	□	
乳製品	□ 牛乳 □ チーズ □ ヨーグルト □ バター □ スキムミルク □ 少量を使用した加工品（例：パン，菓子） □	□		牛肉	□ 宗教上の適切な処理が施されている肉 □ 宗教上の適切な処理が施されていない肉 □ ブイヨン □	□	
小麦	□ めん □ パン □ 少量を使用した調味料，加工品（例：醤油，みそ，かまぼこ，天ぷら） □	□		鶏肉	□ 宗教上の適切な処理が施されている肉 □ 宗教上の適切な処理が施されていない肉 □ ブイヨン □	□	
魚	□ 生 □ 加熱したもの □ 加工品（例：かつおぶし，かまぼこ） □ エキスを少量含む調味料（例：中華スープ，ドレッシング） □ だし □	□		豚肉	□ 宗教上の適切な処理が施されている肉 □ 宗教上の適切な処理が施されていない肉 □ 加工品（例：ベーコン，ソーセージ） □ ゼラチン □ ブイヨン □	□	
えび	□ 生食 □ 加熱したもの □ エキスを含む調味料，加工品（例：中華スープ，ドレッシング，かまぼこ） □	□		羊肉	□ 宗教上の適切な処理が施されている肉 □ 宗教上の適切な処理が施されていない肉 □ ブイヨン □	□	
かに	□ 生食 □ 加熱したもの □ エキスを含む調味料，加工品（例：中華スープ，ドレッシング，かまぼこ） □	□		大豆	□ 豆腐 □ 豆乳 □ 納豆 □ 枝豆 □ 醤油 □ 味噌 □ 大豆油，または大豆油を使用した食品	□	
貝	□ 生 □ 加熱したもの □ エキスを少量含む調味料（例：オイスターソース，ドレッシング） □ だし □	□		長芋	□ 生 □ 加熱したもの □ エキスを含む加工品（例：かまぼこ，すりみ）	□	
				にんにく	□ 完全除去 □	□	

（次ページにつづく）

食品	禁止のグレード	調理設備・器具も完全に別にする必要がある	メモ	食品	禁止のグレード	調理設備・器具も完全に別にする必要がある	メモ
にら	☐ 完全除去 ☐	☐		アルコール	☐ 完全除去 ☐	☐	
らっきょう	☐ 完全除去 ☐	☐		コーヒー	☐ 完全除去 ☐	☐	
玉葱	☐ 完全除去 ☐	☐		お茶	☐ 紅茶 ☐ 日本茶 ☐ 中国茶	☐	
あさつき	☐ 完全除去 ☐	☐				☐	

ハラル食で対応しております．主治医の確認をとりながら，家族に食事を作ってもらうのも選択肢の1つとなります．

文化の理解はインプットとアウトプット

　こうした文化の違いは無数にあり，すべてを網羅することは不可能です．その際に重要なことは日本の医療について十二分に説明することです．

　皆さんが外国で医療を受けることを想像してください．日本と違う点がきっとあるでしょう．譲れない点は日本の医療状況を引き合いに出してリクエストするでしょうが，病院職員が外国の医療事情を説明することで許容できることもあるはずです．

　日本の医療システムで外国人から見て，母国の医療と異なる点を可能な範囲で書きとめておきましょう．そして相違点は外国人患者の入院パンフレットに記載する，あるいは医療文化の違いが起こる場所に張り紙をして説明します．自院の説明をたくさんすることが異文化医療では重要になります．

まとめ
- ☑ 無料Wi-Fiを導入し，外国人患者利用と電話通訳サービスに利用する
- ☑ 外国人の食事対応は栄養科にチェックリストを作ってもらい対応する
- ☑ 外国人の文化を知ることと同時に，日本の医療を説明することが重要

Part
3

6

食事とWi-Fiの整備

7 国際医療支援室の立ち上げ

ここがポイント！

☑ 外国人患者が増えた場合に，問題を集約して解決する部署として国際医療支援室が必要となる

☑ 国際医療支援室の準備の一環としてJMIPの認証を受ける方法がある

☑ 国際医療支援室ではハードを準備するだけでなく，現場の医療者目線でそのハードを利用しやすくする心のこもった対応が必要である

訪日外国人観光客は増加し続けており，2018年には3,119万人となりました（図1）．これに伴い国内の医療機関へ受診する外国人患者はこれからも増え続けるでしょう．皆さんの医療機関でも院内通訳が最初は1人だったのが，2人・3人と必要となるかもしれません．

外国人患者の受け入れ体制が整った病院へは外国人患者がさらに集約し，外国人の外来患者増は入院患者増に結びつきます．結果として入院患者の緊急帰国支援（Part3-2参照）や，院内死亡（Part3-4参照）などさまざまな外国人医療のトラブルシューティングが必要となります．

医療機関においては外国人患者の増加により，外国人診療業務を集約化する必要性が出てきます．これが国際医療支援室の立ち上げのタイミングです．

国際医療支援室とは？

国際医療支援室は外国人診療の業務を集約化した部署です．まだ国内でも一部の病院にしか

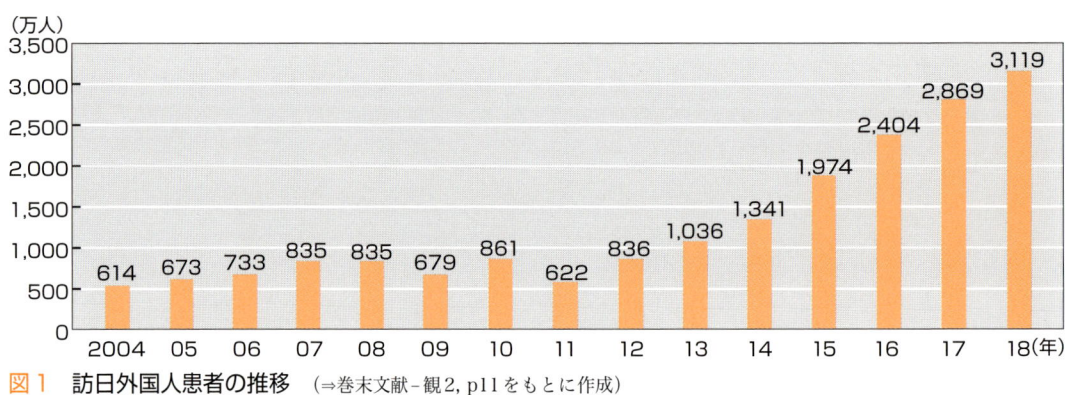

図1 訪日外国人患者の推移 （⇒巻末文献−観2, p11をもとに作成）

ないため呼称も定まっておらず，当院では「国際医療支援室」ですが，他院では「国際部」とか「国際診療科」などさまざまです．

　呼び方もバラバラで，業務内容のルールや定義があるわけではありませんが，構成員としては院内通訳が直属で帰属し，そこへ一部の医師あるいは看護師が兼任で所属することが多いです．業務内容は医療者と外国人の診療の橋渡しであり，具体的にはこれまで本書で紹介した内容となります．

　既存の類似した部署としてはICT（感染対策チーム），NST（栄養サポートチーム）などがあげられます．院内すべての患者を対象に，特化した問題（感染・栄養・外国人）に対してサポートするという点は共通です．国際医療支援室を作る場合には，こうした前例のある院内部署を参考にするのも1つの方法です．

JMIPを受審する

　国際医療支援室の立ち上げとともに外国人診療整備の一環としてJMIP（ジェイミップ）を受審する方法もあります．JMIP（Japan Medical Service Accreditation for International Patients：外国人患者受入れ医療機関認証制度）は厚生労働省が2012年から開始した外国人患者受入れに資する医療機関認証制度です（⇒巻末文献–その他3）．審査は2日間で，複数の項目にわたり審査を行います．外国人患者の受け入れ体制を第三者の目で評価してもらえます．

　費用（評価料）が81万円かかり継続には3年ごとの更新が必要ですが，こうした審査を受けるために外国人診療体制の準備が始まり，審査を受けることで改善点が見つかります．

　具体的には，外国人用文書は重要な審査対象となるため，こうしたハードの作成から先に改善が進むことは多いです．またJMIP認証が病院の目標になると，他部署にも外国人診療の業務依頼が必要となり，国際医療支援室との連携が生まれます．

国際医療支援室での筆者の失敗

　筆者が国際医療支援室の室長として働いてきたこれまでの5年間は，まさにトラブルシューティングの連続でした．うまくいった例もありますが，数多くの失敗も繰り返してきました．そこで国際医療支援室立ち上げ時の筆者の失敗談をいくつか提示します．きっと皆さんの医療機関でも参考になると思います．

＜失敗談①　電話通訳サービスの導入＞

　国際医療支援室を立ち上げ多くの院内通訳を配置しましたが，夜間休日対応が不十分となり電話通訳サービスを導入することになりました．コストはかかっても使いやすいものを選び，複数台配置しました．導入当初は「これで24時間外国人が来ても対応できる」と自負してい

ました．

　ところが，導入後数カ月経っても電話通訳サービスの利用はほとんどありませんでした．「こんな便利なものがあるのにどうして使ってくれないのだろう？」当初はそう思っていました．

　現場の声を聞いてみると，「あるのは知っているけど，使い方がわからない」「あることも知らない」などという意見が多く，そもそも触ったことも見たこともないというものでした．そこで再度各部署へ時間をかけてデモンストレーションを行い，とにかく触ってもらうことにしました．こうした地道な努力を続けていくと徐々に使用してもらえるようになりました．

　現場を十分観察せずハードを準備し「これだけ準備したので後はうまくやってね」というスタイルだと現場のニーズには答えられません．上から目線で助けたつもりになってはいけないという教訓を得ました．

＜失敗談②　航空機搭乗についての質問への解答＞

　「この外国人患者さんが飛行機に乗っていいか教えてほしい」という質問は多いです．医師や看護師から国際医療支援室に上記のような相談がよくきますが，医療免許のない国際医療支援室のメンバーに医学的な評価や判断はできません．また日本人旅行者でも同じ問題が起こるので，そもそもこの質問が外国人に特化した問題ではないという意見もありました．

　当初は「担当医に，医学的に長時間の飛行に患者さんが耐えられるかで判断してもらうしかありません．そのため飛行機に乗っていいときと悪いときの判断は国際医療支援室ではできません」と答えていました．正論ですが質問をした医療者からの評判はとても悪かったです．

　そこで筆者は質問をした医療者に直接会って，患者が飛行機に乗るための一般的な手順を丁寧に説明することから始めました．国内航空会社のMEDIF（Part3-2参照）を印刷持参して説明したりもしました．

　説明の最後に，こう聞くようにしました．「先生の患者さんが外国人患者ではなく，国内線に乗る日本人患者さんで，千歳空港から那覇空港まで行くのであれば，問題がありますか？」問題ないと解答すれば，飛行機に乗れると判断しました．問題があるのであればそれを解決する方法を丁寧に説明するようにしました．

　こうした対応をすると，院内のスタッフに比較的満足してもらえるようになりました．航空機搭乗の決定は医療者の業務ですが，そのしくみを医療者に説明するのは国際医療支援室の仕事です．そして外国人を日本人に置き換えることで，医療者がシンプルに航空機搭乗に関する医学的な判断ができることを理解しました．

必要なのはハードとハート

　国際医療支援室を立ち上げることで，コトバとおカネの問題解決のしくみ作りが可能となります．翻訳書類の作成や電話通訳の導入，各種マニュアルなどハードを導入することで，今ま

で起きていたトラブルへの対策は可能になります.

しかしこうしたハードを医療者に利用してもらうためにはハートが必要です.現場の声に耳を傾け,時にはベットサイドに行く必要があります.外国人診療は日本人よりも多くの手間や労力が必要になるため医療者のストレスが多くなります.こうしたストレスが少しでも減るようなハードの導入には,それを利用してもらうハートがつまった連携が必要なのです.

国際医療支援室は医師と患者間の見えない葛藤を解きほぐすことが業務です.一方でこうした葛藤は医師には理解できても,医療事務員兼任の院内通訳には理解が難しい場合もあります.そこで国際医療支援チームには外国人診療の「葛藤」を共感できる医師や看護師をメンバーに入れ解決することが必要です.

国際医療支援室のゴールとは？

外国人診療の準備開始時は「コトバの通じない患者は診れないよ！」と皆が口をそろえて言います.しかし国際医療支援室がしくみを作り軌道に乗ると,その職員が「外国語を話せなくても外国人診療はできるんだよ！」と院外の職員へ説明してくれるようになります.これは外国人診療の準備が完成したことを表す1つのサインかもしれません.

しかし**筆者が考える国際医療支援室のゴールは別にあります**.それは「自分（室長）や今のメンバーがいなくても外国人医療がスムーズにいくこと」です.国際医療支援室のメンバーが1年後に全員入れ替わってもよいような「**しくみ**」が必要なのです.

院内通訳者は女性が多く,産休・育休による休職はつきものです.今年いたメンバーが来年いなくなるというコトは珍しくありません.特定のスタッフの能力に頼り,その人材がいなくなると回らなくなる組織は脆弱です.メンバーの出入りがあっても,外国人診療のサポートを継続できるためのしくみの完成が国際医療支援室のゴールなのです.

> **まとめ**
> ☑国際医療支援室のメンバーは専任の院内通訳と兼任の医療者からなる
> ☑国際医療支援室には医療者の立場に立った外国人の問題解決が求められる
> ☑国際医療支援室のゴールは特定の個人に頼らず業務が可能なしくみを作ることである

おわりに

～ 日本では外国人にも日本人と同様の医療を提供する ～

　これは筆者ならび，当院の国際医療支援室のスローガンです．このミッション達成にはすべての医療スタッフの協力が必要となります．そのため本書は医師だけでなく，すべての医療関係者を対象としました．

　外国人対応は医療だけでなくさまざまな分野に広がっています．そのなかで「おもてなし」というキーワードが流行しました．例えば日本の公共交通機関は時間に正確なため，観光客の移動がスムーズになる「おもてなし移動」という表現ができるかもしれません．ところがいざ時間通りに来た電車がラッシュ時の満員電車であれば，「おもてなし」と言えるかどうかは疑問です．

　日本人からみた「おもてなし」が外国人にとって本当に良いものかどうかは外国人の視点に立ってみてはじめてわかります．日本の医療保険制度が優れ，医療技術が世界トップクラスでも，それは日本人視点の「おもてなし」医療です．それが外国人観光客に提供されたとき，本当に良いかどうかは彼ら目線に立ってみないとわかりません．

　筆者は日本人患者ばかり診ていたころ，医療情報を自分なりにアップデートし，日本にいても日本人へ"世界水準"の医療を患者さんに提供する自分が"カッコいい"と思っていました．EBMの虜だったのかもしれません．

　その後，外国人患者を診療する機会が徐々に増えました．すると一部の外国人患者さんから"世界水準"の医療を拒否されることが起こりました．当初は日本人にとっては"カッコいい"医療がなぜ外国人には通用しないのかわかりませんでした．しかし徐々に，経済的な理由や異国で受ける医療への抵抗があることがわかってきました．それから数年後…，自分が世界水準と思っていた医療が，医師目線だというコトに気がつきました．

　提供された医療を選ぶ権利は患者さんにあります．それが世界水準の医療であっても，高額で借金を抱えるのはむしろ悪かもしれません．疾病をかかえ，仮に治らなくても，住み慣れた土地で家族と過ごすことがベターな場合もあります．患者さんにとって本当に何がベストなのかは，100人の患者さんがいれば答えは100通りあります．このことは日本人だけの診療に携わっていては決して理解できなかったでしょう．

　外国人診療をするということは，「患者さん目線」で自分の提供する医療が世界水準なのかを見つめ直す機会となります．本書を通じて多くの医療従事者が少しでも外国人診療に関心をもち，そして彼らにとってより良い医療を提供できればとても嬉しいです．そして，外国人診療を経て，あらためて皆さんの日本人診療を見つめ直す機会となれば幸いです．

著者近影

巻末文献

- ・本文中で引用されている資料や文献，そのほか役に立つ文献を以下にまとめました．
- ・本文中で引用されている文献については，左欄に本文中での引用記号を記載しています．
- ・インターネット上で閲覧可能な文献については，URLとQRコードを表示しています．

※URLの閲覧には標準的なインターネット接続環境が必要です．URLは2019年8月現在の情報です．今後変更になる可能性があります．

※通信環境やご利用のパソコン・モバイル端末の種類などのアクセス環境によって，正常に接続できないことがあります．あらかじめご了承ください．

※QRコードのご利用には，専用の「QRコードリーダー」が必要となります．お手数ですが各端末に対応したアプリケーションをご用意ください．

※QRコードは株式会社デンソーウェーブの登録商標です．

本文中記号	QRコード	文献名	URL
1 厚生労働省の資料			
厚1		「医療機関における外国人旅行者及び在留外国人受入れ体制等の実態調査」の結果，厚生労働省，2017	https://www.mhlw.go.jp/stf/seisakunitsuite/bunya/0000173230.html
厚2		外国人向け多言語説明資料　一覧	https://www.mhlw.go.jp/stf/seisakunitsuite/bunya/kenkou_iryou/iryou/kokusai/setsumei-ml.html
厚3		厚生労働省エイズ動向委員会：平成29（2017）年エイズ発生動向 – 概要 –	http://api-net.jfap.or.jp/status/2017/17nenpo/h29gaiyo.pdf
		「外国人患者受入れ医療機関認証制度」の認証取得後の受け入れ対応状況に関する調査	https://www.mhlw.go.jp/stf/seisakunitsuite/bunya/0000169243.html
		訪日外国人に対する適切な医療等の確保に向けた総合対策	https://www.kantei.go.jp/jp/singi/kenkouiryou/kokusaitenkai/gaikokujin_wg_dai2/gijisidai.html
		外国人患者の受入れのための医療機関向けマニュアル（案）	https://www.mhlw.go.jp/content/10800000/000487008.pdf
2 観光庁の資料			
観1		訪日外国人旅行者の医療に関する実態調査・受入環境の整備強化を行いました　〜訪日外国人旅行者の安心・安全確保への取組みについて〜，2018	http://www.mlit.go.jp/kankocho/news08_000243.html
観2		（国土交通省）平成30年版 観光白書	http://www.mlit.go.jp/statistics/file000008.html

本文中記号	QRコード	文献名	URL
観3		訪日外国人消費動向調査「訪日韓国人観光客の詳細分析 ―20代以下の若者に着目して―」，2016	http://www.mlit.go.jp/common/001179934.pdf
観4		訪日外国人消費動向調査「訪日外国人旅行者の訪日回数と消費動向の関係について　～韓・台・香・中の訪日回数の多いリピーターは1人当たり旅行支出が高い～」，2017	http://www.mlit.go.jp/common/001230647.pdf
観5		宿泊旅行統計調査，平成29年1月～12月分	http://www.mlit.go.jp/kankocho/siryou/toukei/shukuhakutoukei.html#cp1
観6		医療費未払い対策マニュアル，平成29年3月改訂版	https://www.mhlw.go.jp/file/06-Seisakujouhou-10800000-Iseikyoku/0000212672.pdf
観7		訪日外国人旅行者の国内における受入環境整備に関する調査，平成28年	http://www.mlit.go.jp/common/001171594.pdf
観8		多様な食文化・食習慣を有する外国人客への対応マニュアル	http://www.mlit.go.jp/kankocho/shisaku/sangyou/taiou_manual.html

3　外務省の資料

本文中記号	QRコード	文献名	URL
外1		世界の医療事情	https://www.mofa.go.jp/mofaj/toko/medi/index.html
外2		平成29年（2017年）ビザ（査証）発給統計	https://www.e-stat.go.jp/stat-search/files?page=1&layout=datalist&toukei=00300500&kikan=00300&tstat=000001115955&cycle=0&stat_infid=000031703991&result_page=1&tclass1val=0
外3		ビザ免除国・地域（短期滞在）	https://www.mofa.go.jp/mofaj/toko/visa/tanki/novisa.html

4　その他の行政省庁等の資料

本文中記号	QRコード	文献名	URL
経1		経済産業省 病院のための外国人患者の受入参考書	https://www.meti.go.jp/policy/mono_info_service/healthcare/iryou/downloadfiles/pdf/26fy_sankousyo_all.pdf
総1		総務省 住民基本台帳に基づく人口、人口動態及び世帯数	http://www.soumu.go.jp/main_sosiki/jichi_gyousei/daityo/jinkou_jinkoudoutai-setaisuu.html
		総務省 総務省の多言語音声翻訳技術への取組状況	http://www.soumu.go.jp/main_content/000553522.pdf
法1		法務省 在留外国人統計（旧登録外国人統計）統計表	http://www.moj.go.jp/housei/toukei/toukei_ichiran_touroku.html

本文中記号	QRコード	文献名	URL
		愛知県 あいち医療通訳システム推進協議会のページ	http://www.aichi-iryou-tsuyaku-system.com/
		あいち医療通訳システム 韓国の医療と文化の違い	http://www.aichi-iryou-tsuyaku-system.com/manual/manu_iryo_4.htm
		岩手県 多言語問診票等の作成について	https://www.pref.iwate.jp/kyouikubunka/kokusai/tabunka/1006855.html
		札幌市 札幌市における国際化の状況	https://www.city.sapporo.jp/kokusai/documents/20120127_4_2.pdf
		札幌市 札幌市外国籍市民意識調査 報告書（ダイジェスト版）2009	https://www.city.sapporo.jp/kokusai/news/documents/summary.pdf

5　その他

本文中記号	QRコード	文献名	URL
その他 1-筆者の論文		Masui N：Medical Emergencies About Foreign Tourists in Japan. The European Society for Emergency Medicine (EUSEM), 2017 23-27 September 2017, Athens, Greece #9973	
その他 2		田畑知沙，他：日本における外国人診療の課題：大学病院における医療通訳と"言葉の先にある問題". 国際臨床医学会雑誌，2：36-39，2018	
その他 3		真野俊樹：医療の国際化とJMIP認証. 病院，72：576-578，2013	
その他 4		inbound insight：インバウンド担当者必見！データから分かる訪日中国人の特徴，2018.06.08	https://inbound.nightley.jp/nationality/china/1417/
その他 5		中田　研，他：医療通訳の認証のあり方に関する研究．厚生労働行政推進調査事業費補助金地域医療基盤開発推進研究事業，2017	http://mhlw-grants.niph.go.jp/niph/search/NIDD00.do?resrchNum=201620052A
その他 6		みずほ総合研究所レポート：大都市圏を中心に増加する外国人，2018	https://www.mizuho-ri.co.jp/publication/research/pdf/insight/pl180725.pdf
その他 7		堀 成美：多文化社会NIPPONの医療1：なぜ外国人患者が増えるのか　－オリンピックは目標でもゴールでもない. 病院，76：810-811，2017	
その他 8		田口　大，他：当院へ腹部症状を主訴に受診した外国人傷病者の検討. 日本腹部救急医学会雑誌，38：483-488，2018	

本文中記号	QRコード	文献名	URL
その他 9		澤田真弓：医療における言語障壁を解消する．病院，76：43-45，2017	
その他 10		青木千恵，他：外国人傷病者に対する各種コミュニケーションツールの有効性に関する検証．消防技術安全所報，66-76，2016	
その他 11		小林米幸：外国人患者とのことばの障壁を乗り越えるために．看護学雑誌，59：1022-1025，1995	
その他 12		高山義浩，向川原 充：多文化共生時代に求められる医療．病院，77：41-47，2018	
その他 13		野村総合研究所 外国人患者の支払う医療費の取り扱い．「経済産業省 平成22年度医療サービス国際化推進事業 報告書」，pp271-282，2012"	
その他 14		山田秀臣：保険取得から短期間で受診した外国人患者の傾向．国際臨床医学会雑誌，2：40-43，2018	
その他 15		堀 成美：多文化社会NIPPONの医療2：医療ツーリズムの落とし穴．病院，76：890-891，2017	
その他 16		田中孝明：外国人小児が来院した際のポイント．小児科，59：283-291，2018	
その他 17		堀 成美：多文化社会NIPPONの医療11：日本人でも対応が難しいものは，外国人だともっと難しい．病院，77：658-659，2018	
その他 18		日本医薬情報センター：医薬品情報ナビ	https://www.japic.or.jp/di/
その他 19		くすりの適正使用協議会：くすりのしおり	http://www.rad-ar.or.jp/siori/
		沖縄県・一般財団法人沖縄観光コンベンションビューロー 病気！ケガ！の外国人観光客対応HAND BOOK	https://inbound.ocvb.or.jp/oin/manual/774
		一般社団法人 日本臨床救急医学会 総務委員会 東京オリンピック・パラリンピックに係る救急災害医療体制のための小委員会 訪日外国人医療ガイドライン［Ver.1］，2018年11月	http://2020ac.com/documents/ac/04/2/6/AC2020_JSEM_foreigner,ver1_20181212.pdf
		外国人患者受入れの．動向、（対策）．東京大学医学部附属病院．国際診療部 山田秀臣．2018年7月14日．東京都医師会講演	https://www.tokyo.med.or.jp/wp-content/uploads/application/pdf/shiryou5.pdf

本文中記号	QRコード	文献名	URL
		診療・臨床の場における. 多言語音声翻訳（Voicetra）を. 活用とした試み. 多言語対応、ICT推進化. フォーラム12月20日（火）	https://www.2020games.metro.tokyo.jp/multilingual/council/pdf/meeting_05/reference30.pdf
		国立研究開発法人情報通信研究機構（NICT）の多言語音声翻訳技術を活用した民間の製品・サービス事例	http://gcp.nict.go.jp/news/products_and_services_GCP.pdf
		大磯義一郎（浜松医科大学医学部法学教授，他）：外国人患者に対する応招義務の考え方	http://www.fukushihoken.metro.tokyo.jp/iryo/iryo_hoken/gaikokujin/gaikokujin-kentoukai/2903.files/3.pdf
		ワタキューメディカルニュース詳細No.631：政府「訪日外国人に対する適切な医療等の確保に向けた総合対策」を公表。厚労省、訪日外国人医療に医療機関向けマニュアル作成へ	http://www.watakyu.jp/archives/6294
		YAHOO!ニュース：日本に暮らす外国人247万人で過去最多に―2017年末には250万人突破の見込み	https://news.yahoo.co.jp/byline/tanakaiki/20171030-00077558/
		インバウンドNOW：メディカルツーリズムとは？日本における現状とインバウンド獲得のポイントを解説	https://inboundnow.jp/media/knowhow/3224/
		日本医事新報社NEWS：外国人医療問題で日医が会議　今村副会長、国や行政に未収金補填など費用負担を要望	https://www.jmedj.co.jp/journal/paper/detail.php?id=10257

索 引

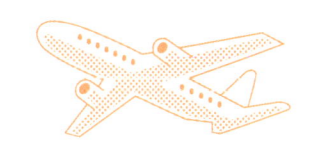

索
引

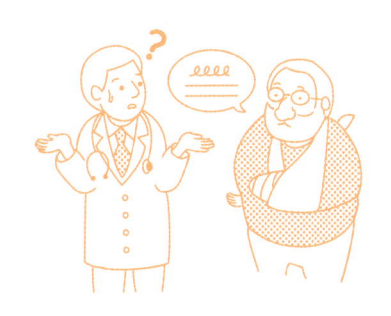

外国人診療で困るコトバとおカネの問題

2019年10月5日　第1刷発行

著　者	増井伸高	
発行人	一戸裕子	
発行所	株式会社　羊　土　社	
	〒101-0052	
	東京都千代田区神田小川町2-5-1	
	TEL　　03（5282）1211	
	FAX　　03（5282）1212	
	E-mail　eigyo@yodosha.co.jp	
	URL　　www.yodosha.co.jp/	
装　幀	hi-fn（伊谷紘司）	
印刷所	株式会社加藤文明社	

© YODOSHA CO., LTD. 2019
Printed in Japan

ISBN978-4-7581-1860-6

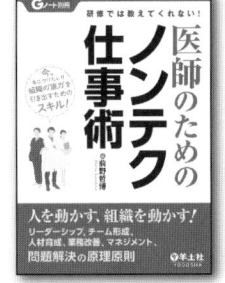
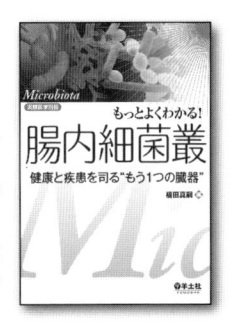
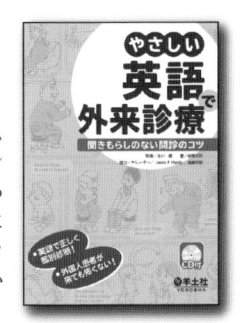
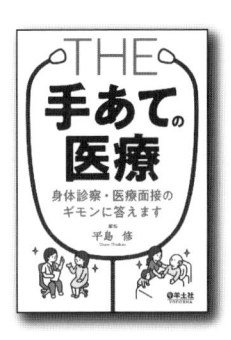

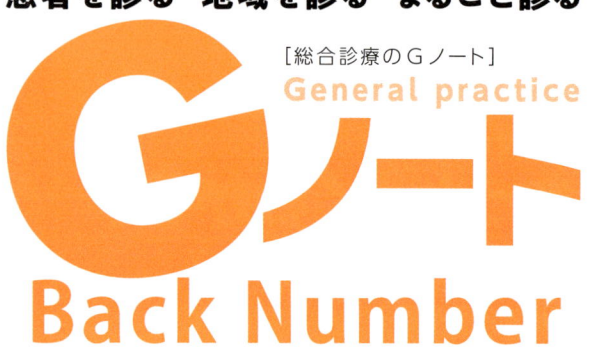
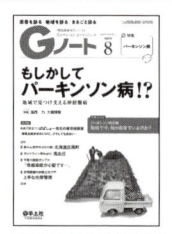
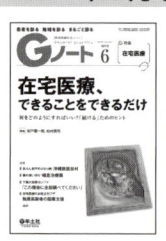
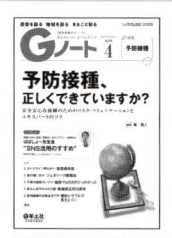

定期購読のご案内

患者を診る 地域を診る まるごと診る

[総合診療のGノート]

Gノート
General practice

あらゆる疾患・患者さんを **まるごと診たい！**

そんな医師のための **実践雑誌** です

通常号	増刊
■ 隔月刊（偶数月1日発行）	■ 年2回（3月,9月）発行
■ B5判	■ B5判
■ 定価（本体2,500円＋税）	■ 定価（本体4,800円＋税）

ご購読は**年間定期購読**が**オススメ**です

年間定期購読料

送料サービス ※1

☐ **通常号**（隔月刊6冊）
定価（本体15,000円＋税）

☐ **通常号＋増刊**（隔月刊6冊＋増刊2冊）
定価（本体24,600円＋税）

WEB版購読プラン

☐ **通常号＋** WEB版 ※2
定価（本体18,000円＋税）

☐ **通常号＋** WEB版 ※2 **＋増刊**
定価（本体27,600円＋税）

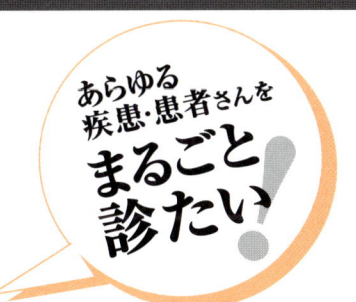

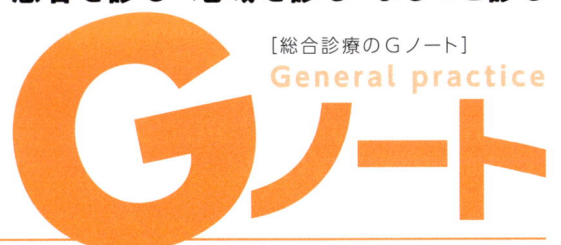

（価格は改定される場合があります）

※1 海外からのご購読は送料実費となります
※2 WEB版は通常号のみのサービスとなります
　　WEB版の閲覧期間は,冊子発行から2年間となります
　　「Gノート定期購読 WEB版」は原則としてご契約いただいた羊土社会員の個人の方のみご利用いただけます

お申し込み方法

● **お近くの書店**で：羊土社書籍取扱書店（小社ホームページをご覧ください）

● **「Gノート」ホームページ**から,または小社営業部へ**お電話**にて

www.yodosha.co.jp/gnote/
TEL：03-5282-1211（営業部）/FAX：03-5282-1212

「Gノート」の特徴

▶ **現場目線の具体的な解説**だから,かゆいところまで手が届く

▶ 多職種連携,社会の動き,関連制度なども含めた**幅広い内容**

▶ 忙しい日常診療のなかでも,**バランスよく知識をアップデート**

最新情報は「Gノート」ホームページより Check!

発行 **羊土社** YODOSHA

〒101-0052　東京都千代田区神田小川町2-5-1　TEL 03(5282)1211　FAX 03(5282)1212
E-mail：eigyo@yodosha.co.jp
URL：www.yodosha.co.jp/

ご注文は最寄りの書店,または小社営業部まで

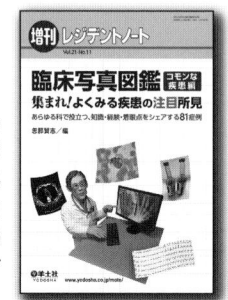
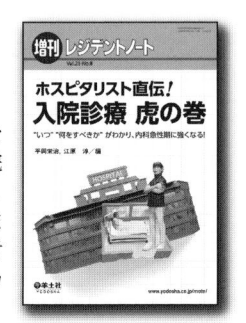
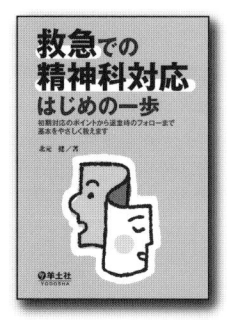
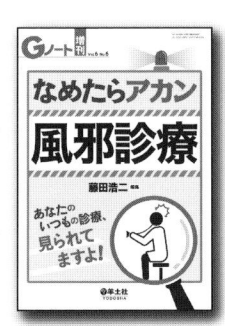